新安医学特色系列教材

新安医学外科精选

（供中医学类、中西医结合类专业用）

主　编　于庆生

副主编　张建华　张　琦　周富海　彭　辉

编　者　（以姓氏笔画为序）

于庆生（安徽中医药大学第一附属医院）

王　正（安徽中医药大学第一附属医院）

李立祥（安徽省庐江县人民医院）

张　珺（安徽中医药大学）

张　琦（安徽中医药大学第一附属医院）

张建华（安徽中医药大学第一附属医院）

张福忠（安徽中医药大学第一附属医院）

周　晨（安徽省芜湖市中医院戴氏骨伤研究所）

周富海（安徽中医药大学第一附属医院）

彭　辉（安徽中医药大学第一附属医院）

中国健康传媒集团

中国医药科技出版社

内 容 提 要

　　本教材是"新安医学特色系列教材"之一，是一门在外科领域具有新安医学特色的临床学科，包括外科和骨伤科两部分，运用了新安医学基础理论和辨证思维方法阐述了外科疾病的基本理论、基础知识及辨证施治的原则，集新安医家之所长，指导临床实践，继承并发扬新安医学，旨在培养更多具备新安医学知识的优秀人才。

　　本教材主要供普通高等院校中医类专业师生教学使用，也可作为相关专业工作人员参考用书。

图书在版编目（CIP）数据

新安医学外科精选 / 于庆生主编 . -- 北京：中国

医药科技出版社，2024.9. --（新安医学特色系列教材）.

-- ISBN 978-7-5214-3318-0

Ⅰ. R26

中国国家版本馆 CIP 数据核字第 2024AP5656 号

美术编辑　　陈君杞

版式设计　　友全图文

出版　　**中国健康传媒集团**｜中国医药科技出版社

地址　　北京市海淀区文慧园北路甲 22 号

邮编　　100082

电话　　发行：010-62227427　　邮购：010-62236938

网址　　www.cmstp.com

规格　　787 × 1092mm $\frac{1}{16}$

印张　　7

字数　　169 千字

版次　　2024 年 9 月第 1 版

印次　　2024 年 9 月第 1 次印刷

印刷　　北京京华铭诚工贸有限公司

经销　　全国各地新华书店

书号　　ISBN 978-7-5214-3318-0

定价　　**39.00 元**

获取新书信息、投稿、为图书纠错，请扫码联系我们。

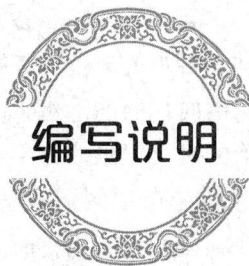

编写说明

新安医学是中国传统医学中文化底蕴深厚、流派色彩明显、学术成就突出、历史影响深远的重要研究领域，是徽学的重要组成部分。作为"程朱阙里""理学故乡""儒教圣地"的徽州是一片盛产"文明"的土地，新安医学正是这一文化土壤的不朽产物，在中国医学史上写下了灿烂的篇章，对中医学的发展作出了巨大贡献。

新安医学以历史悠久、医家众多、医著宏富而著称于世。据考证，自宋迄清，见于资料记载的新安医家达800余人，其中在医学史有影响的医家达600多人，明清两代更是新安医学鼎盛时期，故有中医人才"硅谷"之称。

医著方面，据《新安医籍考》所载新安医家共编撰中医药学术著作800余部。如南宋张杲《医说》，是我国现存最早的医史传记类著作；明代吴崑《医方考》是我国第一部注释方剂的专著；江瓘《名医类案》是我国第一部研究和总结历代医案的专著；方有执《伤寒论条辨》开错简流派之先河；清代郑梅涧《重楼玉钥》是我国第一部喉科专著。在近代中医所推崇的"全国十大医学全书"之中，出自新安医家的就有明代徐春甫《古今医统大全》、清代吴谦《医宗金鉴》和程杏轩《医述》3部。此外，明代孙一奎《赤水玄珠》，陈嘉谟《本草蒙筌》，清代汪昂《汤头歌诀》《本草备要》，程国彭《医学心悟》，吴澄《不居集》以及迁徙苏州的叶天士《临证指南医案》，都是临证习医者的必备参考书，被中医高等院校编入教材。

新安医家在医学理论、临床医学和药物学等方面皆多有建树，一些学说已成为当代中医理论的重要组成部分。如明代汪机融李东垣、朱丹溪之学而发明"营卫一气"说，提出了"调补气血，固本培元"的思想，开新安温补培元之先河，并最先提出"新感温病""阴暑"说，在外科上主张"以消为贵，以托为畏"。孙一奎临证体验到生命"活力"的重要性，用"太极"对命门学说进行阐发，创"动气命门"说，揭开了命门学说指导临床的新篇章。方有执大胆将《伤寒论》整移编次，创"错简重订"说，开《伤寒论》错简派之先河，揭开伤寒学派内部争鸣的序幕。吴澄专门研究虚损病证，创"外损致虚"说，与叶天士"养胃阴说"相得益彰；余国珮创万病之源、"燥湿为本"说，皆当时"医家病家从来未见未闻"之学术见解。郑梅涧创论治白喉"养阴清肺"说；程国彭《医学心悟》总结"八字辨证"说，创立"医门八法"说；汪昂《本草备要》《汤头歌诀》创"暑必夹湿"说，是对王纶治暑之法"宜清心利小便"的重要发挥，为叶天士以后的暑病治疗建立了基本原则。

新安医学临床各科更是名医辈出。数十家世代相传的"家族链"享誉各方，成为中医学术继承的典范。在数百种现存的临床专著中所提出的精辟见解、理论和方法，均代表了明清时代的前沿水平。新安医家的临床经验集中反映在数十部医案专著中，数百种疾病诊治的真实记录成为不可多得的珍贵财富。新安医家的学术思想通过丰富、生动的医论医话得以展示和传播。新安医家创造性地提出方剂分类理论，创制众多历验不爽的新方至今仍在临床广为应用，而对中药精辟阐发的本草著作传播极为广泛。

新安医学众多医家各抒己见，兼收并蓄，形成了众多的学派，主要有明代汪机开创的"温补培元"派，方有执为代表的《伤寒论》的"错简重订"派，清代郑梅涧为代表的"养阴清润"派，叶天士为代表的"时方轻灵"派，汪昂为代表从事医学科学普及的"医学启蒙"派，以及经典注释家中的"改革创新派"等。一些学术派别已成为当代中医各家学说的重要一支，是中医学宝库中不可分割的重要组成部分。

为了更好地传承创新发展新安医学，我们组织编写"新安医学特色系列教材"，力求做到短小精练，易教易学。"新安医学特色系列教材"涉及新安医家学术、医案、医话、医论、方药、针灸以及内、外、妇、儿、五官各科，是在原始文献基础上的一次关于新安医学学术特色和临床成就的集中总结和提炼。《新安医学导论》《徽文化概论》从总体上对新安医学及其文化基础进行介绍。《新安医学学术思想》对新安医家群体的学术思想进行提炼，理论联系实际，阐发学术特点，突出临床应用。《新安医学医案精选》纲目明细，突出新安医家的独特治验和用药风格，使新安医家临床经验更易于师法。《新安医学医论医话精选》对一些医论医话进行精选，介绍一批优秀的新安医家原创经典之论。《新安医学方药精选》介绍新安医家在方剂和药物学方面显著成就，突出介绍原创方剂。《新安医学内科精选》详细介绍了新安医家对内科疾病的病因、病机、诊断、治疗等方面的经验。《新安医学外科精选》集中展现了新安医家在外科和骨伤科领域的临床成就。《新安医学妇科精选》系统整理了新安医家的妇科临证经验。《新安医学儿科精选》对新安医家儿科成就进行了精辟的介绍；《新安医学五官科精选》介绍了新安医学五官科临床创新的独到特色。新安针灸医家的学术特点和成就在《新安医家针灸学说》中得到系统的介绍。而《新安医学概论》（上、下）则是适合于普通班教学的浓缩本。"新安医学特色系列教材"的编写，对培养真正的具有新安医学特色的高素质中医人才，将具有重大意义。

前 言

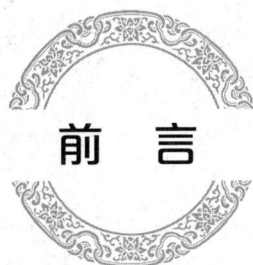

　　本教材是"新安医学特色系列教材"之一，源于"教育部特色专业——中医学专业新安医学特色教育"和"新安医学教学改革试点班"的自编教材，是"特色专业"教学内容、教学方法改革的重要组成部分。

　　新安医学外科是一门具有新安医学特色的临床学科，《新安医学外科精选》包括了外科和骨伤科疾病的主要内容。主要任务是，运用新安医家基础理论知识和辨证思维方法阐述本学科的基本理论、基本知识和基本技能，阐明本学科各类疾病，如疮疡、瘿瘤、乳房病、皮肤病及性传播疾病、外伤性疾病、周围血管病、肛门直肠疾病、外科杂病以及骨伤科疾病等辨证施治的基本规律和方法，培养学生掌握本课程范围内常见病、多发病的辨证施治技术，为外科临床奠定坚实的基础。

　　本书分为四篇，第一篇为绪论部分，第二篇为外科部分，第三篇为骨伤科部分，第四篇为思政篇。其中外科部分分六章，骨伤科分为三章。本书编写主要参考古代新安医家外科文献20余篇，其中以疮疡与骨伤科类的疾病为主，在编写的过程中，对每个具体疾病，均先进行简单概述，并指出本病在新安医籍的出处，然后详述新安医学中此病的病因病机、诊断鉴别及治疗原则，阐述其创新点及特色，最后指出本病临床证治特色。旨在使读者可以更深入了解每一位医家的学术思想与临床经验，分清其中哪些是对前人的继承，哪些是继承中的发展，哪些是个人的创新与自己的经验，以便综合各医家学术之长，有效地指导临床实践，达到继承发扬新安医学，更好地为中医外科、骨伤科临床服务的目的。

　　受编者水平所限，书中难免存在一些错误和不足之处，恳请同道及广大读者给予批评指正。

编 者

2024 年 6 月

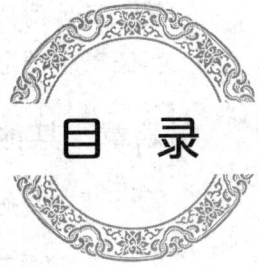

目 录

第一篇 绪 论

第二篇 新安医学外科

第三篇　新安医学骨伤科

第四篇　思政篇

第一篇 绪 论

新安医学名家众多、医著宏丰、成就突出，堪称是中医学中的一块瑰宝。在新安医学中，外科独树一帜。宋朝以后，新安医学就有分科，如内科、妇科、针灸科等，而新安外科成熟阶段是在明清时期。新安医学外科重视临床实践，敢于破旧创新，为中医外科学的发展做出巨大贡献。

一、新安医学外科学的历史沿革

在明清时期，随着徽商的鼎盛，也促进了徽州的教育、医学、刻书业的发展。这一时期，新安医家人才济济，名医辈出，新安外科医家在此阶段论著颇丰。如汪机的《外科理例》、吴谦《医宗金鉴》、程国彭《外科十法》、鲍集成《疮疡经验》、程让先《外科秘授著要》、江昱的《跌打秘方》、江考卿的《江氏伤科方书》、朱君尚的《秘传跌打方》、胡显君《跌打内外伤秘方》、徐少庵的《唉芋斋别录》等均有广泛的影响。

二、新安医学外科学、骨伤科学的主要学术思想

（一）病因病机方面的认识

新安医家对疮疡病因病机认识较为透彻，汪机根据自己多年的临床经验，并引用《黄帝内经》以及综合李杲、朱震亨、陈自明、薛新甫之论，从理论上辨明外科疾病的病因病机，认为肥甘厚味致体内积热，血液瘀滞、运行不畅而发为痈肿，强调饮食导致痈肿、疔疮的发生。而且指出"痈疽不可一概视为热"，也有肾中寒邪传入脾脏，脾脏寒气传入肝脏发为痈肿的道理。阴阳二气的运行失常是痈疽总的发病机理。对瘰疬的认识亦有其独特的一面，汪机认为瘰疬惟发于少阳一经，其成因无外毒、风、热三种等；吴谦在病因病机上提出"痈疽原是火毒生，经络阻隔气血凝"的精辟论断，认为"热毒""火毒"是形成痈疽等外科疾病的主要致病因素，将痈疽的病因分为外因、内因、不内外因。值得一提的是，吴谦对梅毒的认识也颇为深入，认为本病总不出气化、精化二因，若失治而误服丹药，梅疮毒邪侵入四肢骨关节，或走窜经络脏腑可致杨梅结毒。程让先对疮疡的机理认识也较为深刻，认为"诸疮皆属于火与痰"，痈疽肿毒是痰火交作的结果；对瘰疬、臁疮等疾病也强调痰在发病中的重要性，如提出"瘰疬无痰不成""臁疮无痰不生气，无不发结痰，流注作而为脓"，提出疥疮发病的地域因素，强调湿邪是致病的主要原因等。

新安医家认为损伤，与气血、津液、脏腑、经络的关系极为密切。在《医宗金鉴·正骨心法要旨》中，吴谦引用《黄帝内经》和《金匮要略》等经典著作的条文对损伤的病机

进行阐述，认为损伤与气血之间的关系是损伤的核心病机，损伤后可出现伤气、伤血或气血两伤等症状，如气滞血瘀、气血亏虚、气脱血脱等。由于津血同源，损伤后也可造成津液的生成、输布出现障碍，从而引起水、湿、痰、饮等病证；反之，水、湿、痰、饮等病证的出现，又会导致皮肉筋骨失去津液濡养和润泽而出现诸多病证。由于脏腑是主持人体生命活动的器官，脏腑的正常功能可使气血得以化生，经络得以通调，皮肉筋骨得以濡养润泽；一旦人体遭受损伤，或直接伤及脏腑，都可能影响脏腑的功能，脏腑的功能失调也会直接或间接影响到躯体而出现皮肉筋骨等病变。因此，损伤与脏腑的关系也很密切，而在与五脏六腑的关系中以与肝、肾、肺、脾胃等的关系更为密切。人体是由五脏六腑、四肢百骸、五官九窍、皮肉筋骨等组成，机体内外、上下统一，构成一个有机的整体。这种有机的结合主要依靠经络的沟通、联络作用来实现。局部的损伤，其影响所及可达全身，这主要是由于经络失和所致；经络内联脏腑，外络肢节，肢节受损，脏腑必受其累，因此损伤与经络之间的关系也很密切。如新安医家江考卿《江氏伤科方书》提出的三十六大穴致命说，并根据受伤的经络和穴位不同，采用不同的方药进行治疗。

（二）诊断方面的认识

在中医外科疾病的诊断方面，吴谦善于总结前贤诸论，尤其体现在对疾病证候的认识上，详细且全面，他将疽病按部位、穴位、发病特征等加以分类，如额疽、百会疽、透脑疽、耳后疽等，疔疮按部位主要归为颜面部疔疮、手足部疔疮，现在外科教材皆加以引用，在痈疽如何辨肿、痛、脓、痒、晕以及痈肿的阴证、阳证、半阴半阳证、五善、七恶、顺证、逆证均有详述。其他还有将瘰疬分为二十多种、瘿分为五种、瘤分为六种、癣归为六种、疥疮分为五形、痔分为二十四种等。汪机善于辨别痈疽疮疡证候的善恶，并且指出七恶五善对应着相应的脏腑善恶、气血运行顺畅与否，疮疽的病位深浅应根据机体全身的表现来判定。同时对痈、疽、疮疡脉象进行详细描述，强调辨病的同时兼顾脉象，施治不可惟视疮形。汪机在《外科理例》中批评了某些外科医生不重视脉诊，单凭疮的外形而论治的片面性，指出脉象是"气血之征兆""今之疡医多不诊脉，惟视疮形以施治法，盖疮有表里虚实之殊，兼有风寒暑湿之变，自非脉以别之，安得而察识乎？"，充分体现了痈、疽、疮疡在辨证施治过程脉象的重要性。程让先详细辨别虚、实、寒、热、痒、痛等，提出"痛而实者为热，虚而痒者为寒"等观点。程国彭根据发背形态、部位等予以不同命名，如对心发、肾俞发、搭肩、足发等；按照量脓的多少将疥疮分两种，即风热型、湿热型等。

新安医家对骨伤科的诊断首先要求掌握躯干和四肢骨骼的解剖结构，然后通过望、闻、问、切四诊来判断损伤的轻重、部位等，尤其重视触诊在骨伤科诊断中的重要意义。如《医宗金鉴·正骨心法要旨》曰："盖一身之骨体，既非一致，而十二经筋之罗列序属，又各不同，故必素知其体相，识其部位，一旦临证，机触于外，巧生于内，手随心转，法从手出。"从中可以看出熟悉骨骼的解剖结构和诊疗手法在诊断中的重要性。《江氏伤科方书》曰："凡打伤跌肿，肉中之骨不知碎而不碎，医人以手轻轻摸肿处，若有声者，其骨已破。"可见，通过触诊检查损伤处有无骨擦音可以判断损伤处有无骨折，在目前现代化的诊疗设备在临床应用的时代，临床体检中的骨擦音、畸形和异常活动仍是判断骨折的特有体征。

（三）外科疾病的治疗

　　汪机在治疗上较为变通，不拘泥常法，重视中医天人相一、分经论治的思想。对外科病主张从整体出发，以消散为常法，外病内治，反对滥用针刀，提出"治外必本诸内"的思想，在序中指出，"外科者，以其痈疽疮疡皆见于外，故以外科名之，然外科必本于内，知乎内，以求乎外，其如视诸掌乎。"知乎内以知其外，而治外遗内，所谓不揣其本而齐其末。他强调外科学家必须重视掌握内科理论知识，并用以指导外科疾病论治。因此，汪机在外科病的治疗多主张调补元气，先固其本，不轻用寒凉攻利之剂，切勿滥用针刀，以消为贵，以托为畏。汪机则指出，人体各个部位化脓性感染若已化脓，必须早期正确诊断，早期切开引流，不能一味等待自溃。汪机精于内、外各科，擅长针灸及痘疹，对破伤风的诊治较为深入，开创治疗先河，首次创制玉真散治疗破伤风。对于梅毒的治疗亦有独到之处，其与之有关的辨证论治方法为后人治疗梅毒打下了良好的基础，其本人可以被称为当时的梅毒专家。

　　吴谦在痈疽治疗上重视灸法，提出"不论阴阳灸最宜，灸后汤洗膏固护，内用疏解与宣通，外宜敷药四围束。"而且主张虚实辨证施治，脓已成，宜使用托里之药或辅以针刀之法排脓，勿用内消之剂。在疗疮治疗上强调贵乎早治，分清三阴三阳，艾灸需选择恰当的时机，推崇使用针刺之法，支持"疗疮先刺血，禁灸不禁针"的治法思想。对疾病的辨证施治也颇具代表性，其对疾病辨证分型是历代医家较为全面的一个。对疾病内治消之不应者，极力主张手术，并对外治之法详细论述术前需告知患者，须其情愿，方可实施，体现医患沟通的思想。值得一提的是，吴谦较多地使用有毒药物，并对其剂型、种类、使用范围等方面，在前人的基础上进行总结和创新，对目前临床仍有一定的参考价值和意义。

　　程让先的《外科秘授著要》对疮疡的治疗不拘泥前人思想，治法不必分阴阳，不必分虚实，不必察善恶，不必拘经络各部，主张治以消痰为主，佐以下气，并重视灸法，针灸并用，善用自拟汤方"真人活命饮"。在疮疡的预后上提出"诸疮之中，惟背疽，疗疮最为急症""大抵治疗毒在急，急则气未走，走黄多不治。"对其他疾病也提出一些重要的观点，瘰疬注重治痰；乳痈主张初起之时"忍痛揉软，吃令乳汁"，治疗之法首推瓜蒌散；治疗梅毒认为"积在不可补"，不可妄用补剂，"从经络中搜痰，不用清火解毒寒凉之药"，仅以一剂济生汤加减治疗，推崇使用土茯苓。

　　程国彭的《外科十法》包括外科治法的各方面，如内消法、艾灸法、神火照法、刀针砭石法、围药法、开口除脓法、收口法、五善七恶救援法、将息法等，无论内服还是外用，都有其独特的观点。内服讲究辨证论治，外用明辨阴阳虚实。鲍集成对疗疮认识较为深入，认为"疗疮乃迅速之病，有朝发夕死，有随发随死，有三五日而不死至一月半月而终死，故本病需早治"，自拟神授疗疮丸及拔疗散。治疗乳岩需大补气血并宜宽胸却虑，自拟化岩汤等等。尤为值得一提的是，鲍集成的《疮疡经验》提出了大量的验方，其方药治法、用法列举详细，包括剂量、剂型、制作过程及使用方法，实属难得。

（四）骨伤的治疗

1.强调正骨手法的重要性，并详细介绍其作用和使用方法 《医宗金鉴·正骨心法要旨》在手法总论中首先论述了手法的定义和手法的重要性，认为"夫手法者，谓以两手安置所伤之筋骨，使仍复于旧也。"使用手法时应根据损伤的轻重辨证施法，并且应严格掌握手法的适应证以确定是否适宜手法治疗，"但伤有重轻，而手法各有所宜，其痊可之迟速，及遗留残疾与否，皆观乎手法之所施得宜，或失其宜，或未尽其法也。"同时强调医者应熟悉人体经筋骨骼的解剖和损伤的特点，才能正确地使用手法，"盖一身之骨体，既非一致，而十二经筋之罗列序属，又各不同，故必素知其体相，识其部位，一旦临证，机触于外，巧生于内，手随心转，法从手出……虽在肉里，以手扪之，自悉其情，法之所施，使患者不知其苦，方称为手法也。"但使用手法也有禁忌证，"况所伤之处，多有关于性命者，如七窍上通脑髓，膈近心君，四末受伤，痛苦入心者，即或其人元气素壮，败血易于流散，可以克期而愈，手法亦不可乱施；若元气素弱，一旦被伤，势已难支，设手法再误，则万难挽回矣，此所以尤当审慎者也。"所以"盖正骨者，须心明手巧，既知其病情，复善用夫手法，然后治自多效。"手法的种类根据损伤属于筋伤还是骨折，以及损伤的部位、骨折的形态等，新安医家将其分为摸、接、端、提、按、摩、推、拿八法，并对其方法及作用加以详细解释，这对后世伤科手法的发展具有重要的指导意义。针对骨折复位时可单用手法或借用器具复位，或手法和器具并用进行复位的方法，无论在过去还是在现在的临床上都是很重要的。

2.开创了切开复位和植骨治疗骨折新方法 《江氏伤科方书》在论述骨折的诊治时，"凡打伤跌肿，肉中之骨不知碎而不碎，医人以手轻轻摸肿处，若有声者，其骨已破，先用二十号实麻药一服，然后割开；如血不止，用二十四号止血散，又用二十号实麻药一服，再取骨出。若骨碎甚，即以别骨填接；外贴十八号膏药，内服六号接骨丹。"这种针对骨折粉碎严重者，治疗上采用麻醉、切开复位、植骨等方法，这在当时的骨伤科临床上一定是最为先进的。

3.图文并茂地介绍了复位和固定器具在骨折治疗中的重要性 骨折复位后，固定是维持骨折的对位、使骨折达到愈合的重要因素。由于受到当时科技发展的制约，新安医家设计的外固定器具很难与现在的固定器材相比，但固定材料的设计和固定方法对后世内外固定器具的发展具有一定的指导意义。如《医宗金鉴·正骨心法要旨》中介绍了裹帘、披肩、通木、腰柱、竹帘、杉篱、抱膝等固定器具，以及振挺、攀索、叠砖等复位治疗器具。

4.明晰各部位损伤并分部位进行治疗 由于人体各部位的解剖特点不同，临床表现也会有所差异，因此应根据各损伤部位的不同采用不同的手法和治疗方法。《医宗金鉴·正骨心法要旨》将人体分为头面部、胸背部和四肢部三大部位，头面部又分为巅顶骨等20个部位，胸背部又分锁子骨等9个部位、四肢部分臂骨等16个部位，加以详细叙述，分别介绍其解剖特点、损伤后的症状和体征、治疗手法及内外用药等，这与现在临床上将人体分为二十四部位类似。

5.损伤多从气血论治且内外兼治 新安医家在治疗损伤时强调整体观念，外伤在伤及皮肉筋骨的同时也会导致气血功能的改变，临床上可表现为气滞血瘀、气虚血虚、气虚血瘀等，因此在治疗上除了行手法复位和固定外，同时需要内外用药。选方如正骨紫金丹主治跌打扑坠闪挫损伤，并一切疼痛、瘀血凝结；人参紫金丹主治跌扑闪撞而气虚者；万灵膏外用主治跌打损伤、消瘀散毒、舒筋活血、止痛接骨、兼祛风痰、寒湿疼痛等证；海桐皮汤、八仙逍遥汤煎水熏洗可舒筋活血、定痛消瘀。

6. 重视损伤内证　人体的损伤有外伤和内损之分，表面上外伤似乎是局部皮肉筋骨的损伤，但人体遭受外力引起的局部损伤，可能导致脏腑、经络、气血的功能紊乱，从而引起一系列临床症状。新安医家重视损伤内证，尤其是《医宗金鉴·正骨心法要旨》在总结前人治伤经验的基础上，另辟篇章单独论述内治杂证法，认为跌打损伤之证，应"专从血论"。但伤血也有虚实之分，应辨证论治。

同时新安医家认为，损伤之证，败血必归于肝，《医宗金鉴·正骨心法要旨》曰："凡跌打损伤、坠堕之证，恶血留内，则不分何经，皆以肝为主。盖肝主血也，故败血凝滞，从其所属，必归于肝。其痛多在胁肋、小腹者，皆肝经之道路也。若壅肿痛甚，或发热自汗，皆宜斟酌虚实，然后用调血行经之药。"因此损伤早期在活血祛瘀的同时，佐以木香、丁香、香附、乌药等疏肝理气之药，以达气行血行；后期则用复元通气散等活血顺气之剂；肝血虚者则用当归补血汤以补养肝血。

新安医学中涉及外科的远不止以上医家。比如胡其重的《简便验方》中涉及大量的外科及伤科临床验方，钱俊、俞焕的《观心书屋经验良方》中有关于动物毒虫咬伤及其破伤风的内容，汪汝麟的《证因方论集要》、汪启贤的《济世全书》有关于肛肠病的内容等，不再一一详述。这些专科，内容丰富，经验独特，在中医学发展史上具有重要地位。随着新安医著的外传，还对日本、朝鲜及东南亚各国的医学发展发挥了积极作用。

思考题

1. 明清时期是新安医学最繁荣的时期，列举当时四大医家的代表性作品及其主要医学贡献。

2. 吴谦在病因病机上提出"痈疽原是火毒生，经络阻隔气血凝"的精辟论断。根据这句话的含义，归纳出疮疡的病因、病机。

3. 汪机在外科疾病治疗的贡献巨大，其在疮疡方面治疗的思想和破伤风方面治疗的方剂至今沿用，请举例说明。

4. 如何论述《医宗金鉴·正骨心法要旨》在手法总论中对手法的定义和重要性？

5. 《医宗金鉴·正骨心法要旨》认为跌打损伤之证，应"专从血论"。试述"专从血论"的思想内涵。

（于庆生　张建华）

第二篇　新安医学外科

第一章　疮　疡

第一节　痈

痈是指气血为毒邪雍塞不通，发生在皮肉之间的急性化脓性疾病。根据发病部位不同，有"内痈"与"外痈"之分。内痈指发生于脏腑的化脓性疾病，这里的脏腑概念是中医经络和腧穴所经过和对应的部位概念，故又称"脏腑痈"，包括胃脘痈、三焦痈、肠痈、小肠痈、心痈、肝痈、脾痈、肺痈、肾痈等。外痈指发生于体表的急性化脓性疾病，包括颈痈、脐部痈、腋痈等。新安医家医学著作中对本病定义、命名颇有代表性，如吴谦的《医宗金鉴·外科心法要诀》指出，"肉脉阳分发曰痈"，认为痈发于肉脉之间者，属阳。汪机的《外科理例·疮名有三曰疖曰痈曰疽》指出，"痈者，初生红肿，突起阔三四寸，发热恶寒，烦渴或不热，抽掣疼痛，四五日后按之微软，此证毒气浮浅。"程钟龄的《医学心悟·内痈》指出，"口中咳，胸中隐隐而痛，吐痰腥臭者，肺痈也，桔梗汤主之。当脐而痛，腹皮膨急，溺数如淋，转侧摇之则水声者，肠痈也，千金牡丹皮散主之。胃脘胀痛，手不可按，时吐脓者，胃脘痈也，忍冬汤主之。"

一、病因病机认识

1.新安医家将痈的病因分为五类，尤其强调饮食不节导致痈肿的发生，并且指出外邪之中四方寒气、八方风邪可致痈肿的发生。如汪机说："天行一，瘦弱气滞二，怒气三，肾气虚四，酒食炙爆服丹药热毒五。"（《外科理例·痈之源有五九》卷一）汪机将痈病的致病因素分为五类：一，天行时气；二，素体瘦虚，气虚血瘀；三，七情内郁；四，肾气亏虚；五，饮食膏粱厚味，以及服食丹药不当所导致的热毒内蕴。以上五条病因，可导致邪气郁于胃中，胃气盛而体实，则邪气相搏而流注于经络，涩于所滞，血脉会聚雍结而成痈。汪机又说："东方之域，鱼盐之地。其民食鱼嗜咸。安其处，美其食。鱼热中，盐胜血。故其民黑色疏理，其病为痈疡。此言痈疽，因土地濒海。食鱼嗜咸，安居不劳，美味不节，鱼热中，盐胜血而生。诸痈肿，筋挛骨痛，此寒气之肿，八风之变也。"据《黄帝内经》的描述，寒伤形，形伤肿。八风，八方之风。东南方来名弱风，伤人也在肌；西名谋风，伤人也在肉；东方来名婴儿风，伤人也在筋；北方来名大刚风，伤人也在骨。此寒气之肿，八风之变。而为痈肿、筋挛、骨痛。此言痈疽，因四方寒气，八风过伤而生。肾移寒于脾，痈肿少气。夫肾伤于寒，转移于脾。脾主肉、分肉之间，卫气行处。肾寒复传脾，则分肉寒而卫气凝。故肾结为痈肿，肉结血伤而少气。此言痈肿，因肾寒传脾而生。脾移寒于肝，痈肿筋挛。脾主肉，肝主筋。肉温则筋舒。今脾传寒于肝，故肉寒则卫气结聚为痈肿，筋寒则急为筋挛。此言痈肿，因脾寒传肝而生。……"三阳为病发寒热，下为痈肿。三阳，手阳明大肠，太阳小肠，足太阳膀胱。其三阳为病，在上发寒热，在下为痈肿。此言痈肿在下。从三阳而生。当视三阳脉而辨。"（《外科理例·生痈所感不同十》卷一）汪机根据造成痈肿的多种致病因素，分别详尽地阐明了其各自导致痈肿发病的基本机理，尤其强调饮食导致痈肿的发生，符合现在对痈肿病因的共识，"肥甘厚味"致体内积热，气血瘀滞，运行不畅而发为痈肿，亦即气血为毒邪壅塞而不通所致。同时引用《黄帝内经》所言，说明八方风邪致痈肿的发生。后又提出肾中寒邪传入脾脏，脾脏寒气传入肝脏发为痈肿的道理。汪机认为，痈肿发病的根源是三阳经而生，应当根据三阳脉象表现而辨证分析，并强调在审因论证的同时兼顾脉象，综合辨证分析。

2.将痈疽的病因分为外因、内因、不内外因，认为痈疽皆因荣卫不足，气血凝结，经络阻隔而生。如吴谦说："痈疽原是火毒生，经络阻隔气血凝。外因六淫八风感，内因六欲共七情，饮食起居不内外，负挑跌扑损身形，膏粱之变荣卫过，藜藿之亏气血穷。疽由筋骨阴分发，肉脉阳分发曰痈。"（《医宗金鉴·外科心法要诀·痈疽总论治法歌》）吴谦以歌诀的形式叙述痈疽的总体机理，认为痈疽皆因荣卫不足，气血凝结，经络阻隔而生。现代中医对痈疽的认识皆以此为指导，可见其对痈疽的机理总结是精辟而凝练的。吴谦认为痈疽的病因，外因责之于六淫八风，内因责之于七情六欲，不内外因责之于饮食起居。

二、病证诊断鉴别

1.强调辨病的同时兼顾脉象　汪机详尽地论述了痈疽病常见几种脉象的主病和兼证，如《外科理例·卷一·痈疽脉》："浮：主表证。浮数之脉，应发热不发热，反恶寒，痈疽也。洪：主血实积热。肿疡洪大，则疮势进脓未成，宜下。溃脓后洪大难治，若自利不可救。滑：主热、主虚。脓未溃者宜内消，脓溃后宜托里。所谓始为热，终为虚也。数：主热。仲景曰：数脉不时见，生恶疮。又曰：肺脉俱数，则生疮。诸疮脉洪数，里欲有脓结也。散：肿溃后，烦满尚未全退，其脉洪滑粗散，难治。以正气虚，邪气实也，又曰：肢体沉重，肺脉大则毙，谓浮散也。芤：主血虚。脓溃后见之，易治。牢：按之实大而弦，且沉、且浮而有坚实之意。瘰疬结核得之。不可内消。机按：今之疡医多不诊脉，惟视疮形以施治法。盖疮有表里虚实之殊，兼有风寒暑湿之变，自非脉以别之，安得而察识乎？东垣云"疮疡凭脉"，此之谓也。因详列其脉之所主，揭之于首，学人宜加意焉！"汪机通过对脉象的论述，充分地论证了外科疮疡病多有表里虚实和兼有风寒暑湿的不同，要加以仔细揣摩，辨病的同时兼顾脉象，施治不可惟视疮形，要充分体现传统中医的精髓所在。

2.强调痈与疽的鉴别诊断　痈、疽皆为疮疡，很多文献一并叙述，但必须做好鉴别。如吴谦的《医宗金鉴·外科心法要诀·痈疽总论治法歌》："疽由筋骨阴分发，肉脉阳分发曰痈。"吴谦指出，人的身体计有五层：皮、脉、肉、筋、骨。发于筋骨间者，名疽，属阴；发于肉脉之间者，名痈，属阳。从发病部位加以区别。汪机则从两种疾病的证候特点加以鉴别，如《外科理例·疮名有三曰疖曰痈曰疽》："痈者，初生红肿，突起阔三四寸，发热恶寒，烦渴或不热，抽掣疼痛，四五日后按之微软，此证毒气浮浅。疽者，初生白粒如粟米，便觉痒痛，触着其痛应心，此疽始发之兆，或误触者，便觉微赤肿痛，三四日后，根脚赤晕展开，浑身壮热微渴，疮上亦热，此疽也。"

三、治疗原则发挥

1.重视中医天人相一、分经论治的思想 汪机重视中医天人相一的思想，如《外科理例·疮名有三曰疖曰痈曰疽》（卷一）："痈者，……春夏宜防风败毒散，加葱姜枣煎；秋冬去葱姜枣，加木香；身半以上，加瓜蒌；身半以下，加射干。又有皮色不变，但肌肉内微痛，甚发热恶寒，烦渴。此证热毒深沉，日久按之，中心微软，脓成用火烙烙开，以决大脓，宜服托里之药。"汪机在治疗上考虑到天时、人体的具体情况，充分体现了中医治疗天人相一的治疗原则，对于痈病，根据季节的不同，气候的差异病位上下的不同，而选择不同的方药进行治疗，若已成脓，就应排除脓液。

汪机还提出了中国传统医学分经论治的思想，如《外科理例·痈疽当分经络》："丹溪曰：六阳、六阴经，有多气少血者，有少气多血者，有多气多血者，不可概论。诸经惟少阳、厥阴生痈，理宜预防，以其多气少血，血少肌肉难长，疮久不合，必成死证。或者驱毒利药以伐阴分之血，祸不旋踵。才得肿痛，参之脉症，若有虚弱，便与滋补，气血无亏，可保终吉。若用寻常驱热拔毒及疏气药，'虚虚之祸'如反掌耳！"汪机认为，对于少阳经、厥阴经属于多气少血的经脉，治疗上要慎用攻伐阴血的药物，指出使用驱毒泻利的药物可损伤阴分之血，很快就会使病情加重，并注重滋补阴血，促进肌肉生长及创面愈合，勿犯"虚虚之祸"。

2.注重审因论治 初起之痈肿，主张内消之法；成脓者，唯砭石铍锋之所取；溃后，以补法为主。如汪机说："内消，当审浅深、大小、经络处所、形脉虚实。如脑背、腰项、臀、皆太阳经宜黄连、羌活。背连胁处为近少阳，宜败毒散。形实脉实者，宜漏芦汤、五利大黄汤等疏利之。气虚参芪为主。血虚当归、人参为主，佐以消毒，加以引经。六经分野，各随本经标本、寒温、气血多少以行补泻。惟少阳一经，治与气血虚同法。凡瓜蒌、射干、山甲、蝉酥、连翘、地丁、鼠粘子、金银花、木鳖之类、皆内消之药。"（《外科理例·论内消》卷一）汪机指出了内消的治疗方法，应用时应根据痈疽肿疡的浅深、大小、经络处所、形体脉象虚实的不同选用不同的方药进行治疗，使痈疽肿疡未成脓而得以消散。本文特别指出六经的分布范围，各随本经的标本、寒温、气血多少以行补泻，对于少阳经脉的病变，治疗上和气血亏虚的方法相同，与"痈疽当分经络"治疗思想相呼应。

对于已成脓者，汪机强调及时切开排脓，如《外科理例·针法总论》："已成脓者，唯砭石铍锋之所取也。"汪机已经将此句作为成脓的疮肿的治疗原则，对于现在的临床治疗都有很好的指导意义。

对于溃疡，汪机的《外科理例·溃疡》（卷二）指出："脓熟不溃者，阳气虚也，宜补之，如圣愈汤。瘀肉不腐者，宜大补阳气，更以桑柴火灸之，如参芪归术。……右关脉弱而肌肉迟生者，宜健脾胃，如六君子汤。脓清补之不应，及不痛，或木闷及坚硬者，俱不治。"汪机指出，补法在痈疽溃疡病中的应用极为广泛，应根据患者的症状及脉的差别，选用不同的治疗方剂。而且指出，对于脓液清晰，对补法没有反应，不疼痛，溃疡后木闷并且触之坚硬的，都是很难治疗的病证，可能是因为正气亏虚太甚的缘故。

3.强调灸法在痈疽疮疡中的重要性　如汪机说："疮疡在外者引而拔之，在内者疏而下之，灼艾之功甚大。若毒气郁结，气血凝聚，轻者药散，重者药无全功。"东垣云："若不针烙，则毒气无从而散，脓瘀无从而泄。过时不烙，反攻于内。故治毒者必用隔蒜灸。舍是而用苦寒之剂，其壮实内有火者或可，彼怯弱气寒，未有不败者也。又有毒气沉伏，或年高气弱，若服克伐之剂，气血愈虚，脓因不溃，必假火力以成功。"（《外科理例·灸法总论》卷一）汪机指出痈疽疮疡使用艾灸的时机，必须借助火烙法和隔蒜灸的火力，使毒气有处可散，脓瘀有处可泄。吴谦也强调灸法在痈疽疮疡中的重要性，如《医宗金鉴·外科心法要诀·痈疽总论治法歌》："痈疽疮疡初如粟，麻痒焮痛即大毒。不论阴阳灸最宜，灸后汤洗膏固护，内用疏解与宣通，外宜敷药四围束。"

4.重视症脉结合论证腹内痈　汪机在《外科理例·腹痛》（卷四）中曰："腹内之痈有数症，有肺痈，有肝痈，有胃脘痈，有小肠痈，有大肠痈，有膀胱痈。惟肺痈咳吐腥痰，人犹易辨，余者或以为痞结，或以为瘀血，或以为寒痰，或以为食积，医药杂投，及至成脓，治已无及。"汪机不仅根据脉症论治内痈引起的腹痛，而且根据脉之虚实，辨内痈之深浅。对于病位深在，以内疏黄连汤施治，效果奇佳。鉴于当时仅凭脏腑经络腧穴经过部位出现疼痛或其他不适确立内痈诊断，缺乏定位、定性诊断方法，故汪机在《外科理例·腹痛》（卷四）特别指出内痈溃破透膜为危候，不要过早切开排脓。

四、临床证治经验举例

（一）内治

1.程国彭用芎芷香苏散治疗风热痰毒证　风热痰毒多见颈旁结块，红肿热痛，恶寒发热，头痛，口干，咽痛，苔薄白或薄黄，脉浮数。程国彭《外科十法·总论服药法》记载："法初起时，没有挟风寒者，宜先用芎芷香苏散（川芎、白芷、紫苏、赤芍、陈皮、甘草、荆芥、香附、秦艽、连须、葱白）一剂以散之，散后而肿未消，随用银花甘草以和解之。凡毒多有挟风寒而发者，宜先用此散之，如毒不消，随服银花、甘草等药，若兼伤食加山楂、麦芽、葡子，若内热极盛加连翘、牛蒡子。"

2.汪机用清凉饮、金银花散、黄连解毒汤治疗肝郁痰火证　肝郁痰火多见腋部暴肿热痛，全身发热，头痛，胸胁牵痛，口苦咽干，舌红，苔黄，脉弦数。《外科理例·肿疡》（卷二）推荐"清凉饮：大黄（炒）、赤芍、当归、甘草。金银花散：大黄（盐水拌炒）、当归、粉草、忍冬藤。黄连解毒汤：黄芩、黄柏（炒）、黄连（炒）、山栀（各一钱半）作一剂，水二钟，煎七分，热服。"

3.程让先用真人活命饮治疗湿热火毒证　湿热火毒多见脐部红肿热痛，全身恶寒发热，纳呆口苦，苔薄黄，脉滑数。《外科秘授著要·疡科定法》推荐"真人活命饮"，方药组成：贝母、天花粉、乳香、甘草、陈皮、皂角刺、没药、归尾、穿山甲、防风、白芷、金银花、赤芍、地丁。

4.程国彭用理中汤治疗脾气虚弱证　脾气虚弱多见溃后脓出臭秽，久不收口，面色萎黄，肢软乏力，纳呆，便溏，苔薄白，脉濡。程国彭的《外科十法·总论服药法》记载：

"脾虚者，理中汤（人参、黑姜、甘草、白术、附子、姜汁、甘草、大枣）、参苓白术散（人参、茯苓、山药、苡仁、扁豆、莲肉、砂仁、神曲、甘草、白术、陈皮）。气虚下陷者，补中益气汤。胃经受寒，饮食停滞者，藿香正气散。间亦有虚而挟热者，即于前方中去附子、姜、桂，加麦冬、银花、丹皮等药以收功，是又不可不知也。"

5.汪机善于根据病情变化治疗肠痈　治肠痈，小腹坚肿如掌而热，按之则痛。肉色如故，或赤微肿。小便频数，汗出增寒，其脉迟紧。未成脓宜服，朴硝、大黄（炒，各一钱）、牡丹皮、瓜蒌仁（研）、桃仁（去皮尖，各二钱），水二盅，煎八分，食前或空腹温服。治肠痈腹濡而痛，时时下脓，牡丹皮、白茯苓、薏苡仁、人参、天麻、黄（炒）桃仁、（去皮尖）白芷、当归（酒浸）、川芎（各一钱），官桂、甘草（炙，各五分），木香（二分），水二盅，煎八分，食远服。治肠痈少腹痛，脉滑数，或里急后重，或时时下脓，大黄（炒）、当归（酒浸）、金银花、白芷、穿山甲、蛤粉（拌炒）、防风、连翘、瓜蒌仁，水二盅，煎八分，食前服，为末。每服三钱。食后蜜汤调下亦可。

（二）外治

如朱本中《急救须知·痈疽肿毒敷药》："痈疽及一切肿毒初起醋磨浓墨厚涂四圈，中以猪胆汁敷之，干又上，一夜即愈。大黄、五倍子、黄柏等分为末新汲水调涂，日四五次……"在治疗痈疽肿毒方面，朱本中以外用药物为主，详细地说明方剂的组成及其配制方法，醋配猪胆汁外用，取醋散瘀解毒之功，取野猪胆清热解毒之功，《别录》："醋，消痈肿，散水气，杀邪毒。"《食疗本草》："猪胆汁，治恶热毒邪气。"以大黄、五倍子、黄柏配制外用，其中大黄有泻热毒的功效，黄柏有清热泻火解毒的功效，五倍子也有解毒的功效。对于内痈的治疗，随着影像技术的发展，可以在超声或CT引导下，经皮穿刺内痈内置管，不仅可以达到引流脓液，使脓毒有"出路"，而且还可以经置入的引流管，予以祛腐生新的中药冲洗，目前临床常用的制剂是复方黄柏液涂剂（主要药物有连翘、黄柏、金银花、蒲公英、蜈蚣）。

思考题

1.中医的痈与疽相当于现代医学的何病？如何鉴别之？

2.结合新安医家的论述，查阅现代文献，试述灸法治疗痈的经典理论根据和现代研究理论根据。

3.外治法是中医治疗痈肿的重要治疗方法，试述新安医家对外治法消法的贡献。

（于庆生　周富海　彭　辉　李立祥）

第二节　疽

疽分有头疽和无头疽。有头疽是发生在肌肤间的急性化脓性疾病，无头疽是发生在骨骼与关节间的化脓性疾病。汪机从证候特点加以命名，如《外科理例·疮名有三曰疖曰痈曰疽》（卷一）中指出，"疽者，初生白粒如粟米，便觉痒痛，触着其痛应心，此疽始发之兆，或误触者，便觉微赤肿痛，三四日后，根脚赤晕展开，浑身壮热微渴，疮上亦热，此疽也。"

一、病因病机认识

1.饮食膏粱厚味，外感六淫邪毒，七情内郁以致痰火交作，荣气不从，逆于肉理，是疽病的主要病因和病机。程国彭说："大率此症皆由膏粱浓味，或六淫外客，七情内郁所致。积聚不散，以致荣气不从，逆于肉理耳。……痈疽之症，始为热中，末为寒中，不可不察也。"（《外科十法·外科症治方药·发背》）发背是疽病的一种，总的病机是毒邪积聚不散，以致荣气不从，逆于肉理所致，其观点亦符合绝大多数医家的认识。程国彭又说："生于背，名曰发背，肺经火毒也。生于背下，与心相对，名曰对心发，心经火毒也。生于腰，名曰肾俞发，肾经相火之毒。若生于肩脊，名曰搭肩，右为肺火，左为肝火也。生于手背，名曰手发。生于足背，名曰足发，脾经湿热之毒也。有如莲子形者，头多突起；有如蜂窠形者，孔多内陷，外结螺靥，此二种，须防毒陷。"（《外科十法·外科症治方药·发背》）程国彭列举诸多发背，如对心发、肾俞发、搭肩、足发，认为诸多发背对应五脏之火毒。程让先认为痈疽疮肿的成因与痰、火密切相关，如《外科秘授著要·疔疮》："盖为无痰不成毒，且疮皆为火。凡痈疽肿毒是痰火交作，所以大便必燥。"实际上，程让先指出痈疽肿毒是痰火交作的结果，五脏传变皆痰为患，痰火交作可使气血为毒邪所阻滞，而发于肌肉筋骨间，符合对疮疡的本质认识，很有代表意义。

2."热毒""火毒"是形成疽病主要致病因素，阴阳二气的运行失常是其总的发病机理。吴谦说："三发火毒发督经，中发属肝对心生，上发属肺天桂下，下发属肾脐后凝。"（《医宗金鉴·外科心法要诀·上中下发背》）吴谦认为发背皆由火毒而成，因为外感六淫、内伤七情、饮食劳倦在病程中均可化热生火，火既生，七情六欲皆随应而入之，既入之后，百病发焉，发于外者，成痈疽、发背、疔疮。故吴谦总结为"痈疽原是火毒生，气血凝滞经络塞"，"热毒""火毒"是形成"痈疽"等外科疾病的主要致病因素，气血凝阻而形成本病。对此汪机也说："小儿纯阳多热，心气郁而多疮疽。"（《外科理例·小儿疮疽》卷一）汪机指出"小儿是纯阳之体，体内多有积热"，即是由于热毒内积引起。

汪机又从阴阳二气的运行方面加以阐述，认为"痈疽因阴阳相滞而生。盖气阳也，血阴也，血行脉内，气行脉外，相并周流。寒与湿搏，凝泣行迟为不及，热与火搏之，则沸腾行速为太过。气得邪而郁，则津液稠黏，为痰为饮积久渗入脉中，血为之浊，此阴滞于阳也。……病皆由此，不特痈疽。阳滞于阴，谓阳盛而滞其阴，脉则浮洪弦数。阴滞于阳，谓阴弱而滞其阳，脉则沉弱细涩。"（《外科理例·阴滞于阳为疽阳滞于阴为痈》卷一）汪机特别指出，疽的发生是因为阴气亏虚而阻滞阳气，阴阳二气的运行失常是其总的发病机理，实际上强调气血、阴阳在发病中的重要性。

二、病证诊断鉴别

1.指出七恶五善对应着相应的脏腑善恶、气血运行顺畅与否 汪机对疮疽的七恶五善详加辨别，如《外科理例·七恶五善》（卷一）："医疮概举七恶五善，此特谓肠胃之内，脏腑疮疽之证也，发背、脑疽，别有善恶，载之于后。七恶者：烦躁时嗽，腹痛渴甚，或泄利无度，或小便如淋，一恶也；脓血既泄，肿焮尤脓色败臭，痛不可近，二恶也；目视不正，黑睛紧小，白睛青赤，瞳子上看，三恶也；喘粗短气，恍惚嗜卧，四恶也；肩背不便，四肢沉重，五恶也；不能下食，服药而呕，食不知味，六恶也；声嘶色败，唇鼻青赤，面目四肢浮肿，七恶也。五善者：动息自宁，饮食知味，一善；便利调匀，二善；脓溃肿消，水鲜不臭，三善；神彩精明，语声清亮，四善；体气平和，五善。五善之中，乍见一二善证，疮亦回也；七恶之内，忽见一二恶证，宜深惧之。又有证合七恶，皮急紧而知善，又或证合五善，皮缓虚而知恶，此又在人详审。大抵虚中见恶证者不可救，实证无恶候者自愈。脓溃后尚烦疼，脉洪滑粗散者难治，微涩迟缓者易痊。"文中所言七恶五善亦对应着相应的脏腑善恶、气血运行顺畅与否，目的是说明在疮疡病诊治过程中，需要引起重视，并告诫医生临床诊查需要详细、耐心、考虑问题全面，做到脉证合参，强调中医辨证论治的重要思想。

2. 指出疽如何辨脓 《医宗金鉴·外科心法要诀·痈疽辨脓歌》："痈疽未成宜消托，已成当辨有无脓，按之坚硬无脓象，不热无脓热有脓。大软应知脓已熟，半软半硬脓未成。按之即起脓已有，不起无脓气血穷。深按速起稀黄水，深按缓起坏污脓。实而痛甚内是血，内是气兮按不疼。轻按即痛知脓浅，重按方疼深有脓。薄皮剥起其脓浅，皮不高阜脓必浓。稠黄白脓宜先出，桃红红水次第行。肥人脓多瘦人少，反此当究有变凶。稠黄气实虚稀白，粉浆污水定难生。汗后脓秽犹可愈，脓出身热治无功。"脓是血败肉腐的产物，辨脓在痈疽疮疡整个发病过程是非常重要的，辨脓一般在临床上可以使用按触、透光、点压、穿刺等方法，本文强调按触法在辨脓中的重要性，认为以手按疮疽坚硬者、不热者是无脓之象，按疮疽热者是有脓之象，按之大软者说明内已熟，并且辨别脓液的深浅，颜色，质地等以指导临床辨证施治，根据脓液的不同情况判断其预后。细悉揣摩研究，受益匪浅。

三、治疗原则发挥

1. 提出治病求本，注重中医治疗的整体思想和天人相一的治疗原则 汪机在选药上亦有讲究，如《外科理例·疮名有三曰疖曰痈曰疽》（卷一）："疽上或渐生白粒如黍米，逐个用银篦挑去，勿令见血，或有少血亦不妨，不见血尤妙，却用老皮散敷之，五七日。疮头无数如蜂房，脓不肯出，冬用五香连翘汤，夏用黄连羌活散，夏初用防风败毒散，加葱、枣，秋去之，加木香。若形气实，脉洪滑有力，痛肿开，壮热便闭，宜五利大黄汤、复元通气散，选用通利。"汪机根据季节和气候的不同选用不同的药物进行治疗，根据病位上下的不同，选用不同的治疗药物，充分体现中医治疗的整体思想和天人相一的治疗原则。

汪机又对当今世上医家不辨痈疽就进行治疗的做法进行了批判，如《外科理例·辨痈与疽治法》（卷一）："治疽初发，当以涓子法为主，填补脏腑令实。勿令下陷之邪延蔓，外以火灸，引邪透出。使有穴归而不乱攻，可转死为生，变凶为吉。今世不分痈疽，一概宣热拔毒，外以五香耗其气，内以大黄竭其血，终不自悟其药之非，惜哉！"疽者发病，一是由"火热"之毒引起；二是因虚致疮。正所谓"邪之所凑，其气必虚"。房劳过度，气竭精伤，以致真水真阴从此而耗散。既散之后，其脏必虚，气阴两亏无力托毒外出深结为阴疽。故对于初发的疽病，有补益脏腑的方法、有火灸的方法等，不能一概用宣热拔毒的方法治疗。治疮无不注重于清润寒凉直折火毒之剂，尤其对疮疡之因只知其一不知其二的医家，虚寒性疮疡每被忽视，一遇疮疡不辨寒热虚实表里，动辄施予攻伐之品，致邪毒内陷，变证丛生。医者不可不慎而察之，审因论治，可见汪机严谨的治学态度。

2.治疗分虚实，分男女，不拘泥常法 如汪机说："……若疮疡聚肿不溃，溃而脓水清稀，或泄利肠鸣，饮食不入，呕吐无时，或手足并冷，此脉证俱虚，非大补之，药不能平，投以硝、黄攻伐之剂亦非也。故治其证者，当辨表里虚实，随宜治之，庶得万全。"（《外科理例·疮疽分虚实用药》卷一）文中指出，对于疮疽病的治疗，要辨别表里虚实，不可惟视疮形而视之，根据不同的情况选择不同的治疗方法，体现中医治疗思想"急则治标、缓则治本、实则泻之、虚则补之"。在临床上将辨证施治思想与治疗实践紧密结合，为后世医家树立了典范。

汪机又指出男女疽病治法的不同，如《外科理例·男女痈疽治法不同》（卷一）："男、妇痈疽，《精要》谓治法无异。丹溪曰：妇人情性执着，比之男子，其难何止十倍？虽有宜补，亦当以执着为虑。向见一妇早寡，善饮啖，形肥伟，性沉毒，年六十六，七月间，背疽近正脊，医乃横直裂开取血，杂以五香十宣散，酒饮月余，未尝及其寡居之郁，酒肉之毒，执着之滞，时令之热，竟至平陷，淹延两三月不愈。"汪机指出，治疗痈疽时，应该考虑到情志对病情的影响。情志致病为从内而起者，或由于七情内郁，气郁化火，以致经络阻隔，营卫不和，气血凝滞而成。患者正气的盛衰，情志的调理与疾病的顺逆转化、是否内陷有重要关系，本段通过举一病例加以说明，对于妇人尤其应当注意性情偏执，抑郁致病的情况，遣方用药时，兼顾对情志的干预。

四、临床证治经验举例

（一）内治

1.汪机用黄连解毒汤治疗火毒凝结证 火毒凝结多见局部红肿高突，灼热疼痛，根脚收束，脓液稠黄，全身发热，口渴，尿赤，苔黄，脉数有力。汪机《外科理例·肿疡》（卷二）："肿高焮痛脉浮者……或咽干作渴者，宜降火，如黄连解毒汤。"方药组成：黄芩、黄柏（炒）、黄连（炒）、山栀（各一钱半）作一剂，水二钟，煎七分，热服。治积热，疮疡焮肿，作痛烦躁，饮冷，脉洪数，或口舌生疮，或疫毒发狂。

2.汪机用仙方活命饮治疗湿热壅滞证 湿热壅滞证局部症状与火毒凝结相同，多见全身壮热，朝轻暮重，胸闷呕恶，苔白腻或黄腻，脉濡数。汪机《外科理例·肿疡》（卷二）："肿痛或不作脓者，邪气凝结也，宜解之，如仙方活命饮。"方药组成：穿山甲（炒，三大片）、皂刺（五分）、归尾（一钱五分）、甘草节（一钱）、金银花（二钱）、赤芍药（五分）、乳香（五分）、没药（五分）、花粉（一钱）、防风（七分）、贝母（一钱）、白芷（一钱）、陈皮（一钱五分）。

3.汪机用竹叶黄芪汤治疗阴虚火炽证 阴虚火炽多见肿势平塌，根脚散漫，皮色紫滞，疼痛剧烈，脓腐难化，脓水稀少或带血水。全身发热烦躁，口渴多饮，大便燥结，小便短赤，舌红，苔黄燥，脉细弦数。汪机《外科理例·疮疡作渴》（卷一）："疮疡作渴，不问肿溃，但脉数发热而渴，用竹叶黄芪汤。"方药组成：淡竹叶（二钱）、生麦门冬（去心）、黄芪（炙）、当归（酒拌）、川芎、甘草、黄芩（炒）、芍药、人参、半夏（姜制）、石膏（各一钱），水二盅，煎八分。

4.汪机用补中益气汤治疗气虚毒滞证　气虚毒滞多见肿势平塌，根脚散漫，皮色灰暗不泽，胀重木痛，腐肉不化，脓液稀少，易成空腔。全身畏寒，高热，或身热不扬，小便频数，口渴喜热饮，精神萎靡，面色少华，舌淡红，苔白或微黄，脉数无力。汪机《外科理例·卷一·疮疡作渴》："脉不数，不发热，或脉数无力而渴，或口干，用补中益气汤。"方药组成：黄芪（炙，一钱半），甘草（炙）、人参、当归（酒拌）、白术（炒各一钱），升麻、柴胡、陈皮（各三分），水二盅，姜二片，枣二枚，煎一钟，空心服，治疮疡元气不足，四肢倦怠，口干发热，饮食无味，或饮食失节，或劳倦身热，脉洪大无力，或头痛，或恶寒自汗，或气高而喘，身热而烦。

（二）外治

程原仲通过简要病案说明疽病发背的外治方法，如《程原仲医案·附验方·发背》："一长班平日酷嗜烧酒，炙煿葱、蒜、胡椒辛热之物，忽生发背，红肿疼痛，号呼声闻四邻。患者身体颇壮实，予为取膝弯委中穴针之七分，全用泻法，出紫黑血，肿毒立消而愈，针家刺不宜出血，惟肿毒，要需出血，当识此也。"他还用水杨柳为主药加以配制治疗发背，如《程原仲医案·附验方·发背》："若发背从古称危证，有桃柳汤治之，可称神效，其法用水边似柳，矮而干红，叶大如桃，南方一名水杨柳，取枝叶水洗，烂捣绞汁，置地下黄土坎内，其坎宜筑坚固，勿使渗漏，病人所患之处，安一棉圈，对坎仰卧其上，虽痛楚呻吟，不得眠者，立能安睡。身体烦热者，候醒时顿起，脓毒恶物俱拔下坎中，徐用膏药贴而愈。"

思考题

1.《黄帝内经》"膏粱之变，足生大丁"是说内热与痈疽的关系，而吴谦《医宗金鉴》"痈疽原是火毒生，气血凝滞经络塞"说明了外感火热之邪是痈疽的主要致病因素。这与现代医学认为的细菌感染引发疮疡不尽相同。查阅文献，阐述中医对痈疽病因认识的科学内涵。

2.无论传统中医，还是现代医学，都强调痈疽辨脓的重要性，这是因为一旦脓液形成，内治往往无效，必须切开引流。现代医学辨脓的方法主要有穿刺有无脓液抽出、B超检查液体回声。试述新安医家是如何辨脓的。

3.新安医家对痈疽的内治法，不仅应用清热解毒之消法，还强调益气养阴补法的重要性。目前《中医外科学》教材将疮疡分为初期、成脓期和溃脓期，试述清热解毒和益气养阴在痈疽不同时期如何应用。

（于庆生　张　琦　张福忠）

第三节　疔

疔字初见于《黄帝内经》："膏粱之变，足生大丁。"新安医家对于疔的阐述较为深入，如汪机《外科理例·疔疮》："疔疮，以其疮形如丁盖之状也。"指出疔若钉丁之状，是中医特有的外科病名，对此程让先在《外科秘授著要·疔疮》中也说："疔疮突起如丁，故名此。《黄帝内经》曰：膏粱之变，足生大丁。盖胃经从头面起至足背，其大小肠从手至头，此毒虽发无定处。然或肩或腰多生于四肢及口唇间，耳前目下。"

一、病因病机认识

新安医家指出，过食肥甘厚味以致火毒蕴结是疔疮的主要病因和病机。如汪机说："今富贵之人，饮食肥脓，日久太过。其气味俱浓之物，乃阳中之阳，不能走空窍，先行阳道，反行阴道，逆于肉理，则湿气大胜，子（土）能令母（火）实，火乃大旺。湿热既盛，必来克肾，若杂以不顺，必损其真水。肾既受邪，积久水乏，水乏则从湿热之化而上行，其疮多出背出脑，此为大丁之最重也。若毒气行于肺或脾胃之部分，毒之次也；若出于他经，又其次也。湿热之毒所止处，无不溃烂。故《黄帝内经》言：膏粱之变，足生大丁，受如持虚。"（《外科理例·明疮疡本末》卷一）汪机认为过食肥甘厚味，损伤脾胃功能，继而损害人体的真水，日久则肾水亏虚，湿热之邪失去肾水制约而上窜，导致湿热之毒凝滞，引起疮疡发生。疔疮之毒皆溃烂，正如《黄帝内经》所言："膏粱之变，足生大丁，受如持虚。"文中"膏粱"即"肥甘厚味"之义，汪机还指出疔疮生在背部及头脑部，是大疔中最严重者，头面乃诸阳之首，火毒蕴结于此，则反应剧烈，变化迅速，毒邪容易扩散，有引起走黄的危险，即容易引起颅内感染或败血症。

二、病证诊断鉴别

1.把疔疮归为五种，着重鉴别头面、手足部疔疮，指出发于手、足、头面、骨节间情况最为紧急。

程国彭和吴谦皆按颜色将疔疮分为五类，如《外科十法·外科症治方药·疔疮》："疔疮……大抵肉色红肿，根脚不散者吉。若平塌浸肿，四围灰白者凶。其状不一，其色不同。有红紫黄白黑之五种，以应五脏。"《医宗金鉴·外科心法要诀·疔疮》："有名为火焰疔者，多生于唇、口及手掌指节间……。有名为紫燕疔者，多生于手、足、腰、肋筋骨之间……。有名为黄鼓疔者，初生黄疱，光亮明润，四畔红色缠绕，多生口角、腮、颧、眼胞上下……。有名为白刃疔者，初生白疱，顶硬根突，破流脂水，痒痛兼作，多生鼻孔、两手……。有名为黑靥疔者，多生耳窍、牙缝、胸腹、腰肾偏僻之处……以上五疔，本于五藏而生。又有红丝疔，发于手掌及骨节间，初起形似小疮，渐发红丝，上攻手膊，令人寒热往来，甚则恶心呕吐，治迟者，红丝攻心，常能坏人。"

程让先对头面、手足部疔疮证候也有详述，如《外科秘授著要·疔疮》："初发如粟米，或痛或痒，以致遍身麻木，头眩寒热，时常呕逆，四肢沉重，心惊眼花，痒痛异常，一二日之间害人甚速。如患于手、足、头面、骨节间最急。若在软肉上犹可缓治，其形不一，其名甚多，五色皆有，极难识辨。"程让先主要叙述疔疮初发之时的证候特点。疔疮的发生常常伴有全身的表现，强调发生的部位不同，其严重程度亦有所不同，若发于手、足、头面、骨节间情况紧急。罹患本病后，若处理不及时，或正气虚弱，或妄加挤压，使毒邪走散，入于营血，引起走黄危症。若毒邪内攻脏腑，可引起脏腑功能失调；若毒邪流窜于肌肉、经络而引起流注；若毒邪流窜附着于骨络，则形成附骨疽。故疔疮发于手、足、头面、骨节间，需引起重视。

2.指出疔疮别候的诊断鉴别。吴谦指出了疔疮别候的诊断鉴别，如《医宗金鉴·外科心法要诀·疔疮》："……再诸疔部位、形色，亦有急缓，生于头、项胸背者最急，生于手、足骨节之间者稍缓。一疔之外别生一小疮，名曰应候；四围赤肿而不散漫者，名曰护场；四旁多生小疮者，名曰满天星；有此者缓，无此者急。疔证初起，至四、五日间，由白色而至青紫色，疔头溃脓，形似蜂窝，内无七恶等证者为顺；若初起似疔非疔，灰色顶陷如鱼脐，如蚕斑，青紫黑疱，软陷无脓，内见七恶等证者为逆。"吴谦列出疔疮别候，即应候、护场、满天星，三者均为临床常见证候，需详加辩证。并指出了疔疮的顺逆之证，利于对其预后的判断。

三、治疗原则发挥

1.主张通过审脉证、行气虚实、疮毒之深浅来确立治法，确立"疮疡在外者引而拔之，在内者疏而下之"的治疗原则，推崇使用针刺艾灸之法。如汪机说："……兹所谓审脉症汗下之间，外治次第如此殊胜。不察脉症，但见发热谵语，便投下药，或兼香窜之药，遂致误人远矣。世人多云：是疮不是疮，且服五香连翘汤。然或中或否，致误者多。盖不审形气虚实，疮毒浅深，发表攻里，所因不同故也。此既善于驱逐，又以五般香窜佐之，与漏芦汤相间，大黄为佐。大黄入阳明、太阳，性走不守，泄诸实热，以其峻捷，故号将军。虽各有参、芪、漏芦、甘草之补药，宁免驱逐之祸乎？"（《外科理例·疔疮》卷四）汪机开篇就点明了疔疮的治疗原则，他主要是根据脉象的不同来确定的，具有一定的代表性，并说明毒入脏腑，难以救治的情况。汪机还主张通过审脉证、行气虚实、疮毒深浅来确定治疗方法，反对"是疮不是疮，且服五香连翘汤"的错误观点，并强调在适当的时候使用针刺和灸法，会起到很好的效果。

汪机重视灸法，在《外科理例·灸法总论》（卷一）亦有体现："疮疡在外者引而拔之，在内者疏而下之，灼艾之功甚大。若毒气郁结，气血凝聚，轻者药散，重者药无全功。东垣云：若不针烙，则毒气无从而散，脓瘀无从而泄。过时不烙，反攻于内。故治毒者必用隔蒜灸。舍是而用苦寒之剂，其壮实内有火者或可，彼怯弱气寒，未有不败者也。又有毒气沉伏，或年高气弱，若服克伐之剂，气血愈虚，脓因不溃，必假火力以成功……《精要》曰：灸法有回生之功。信矣！"汪机论证了疔毒疮疡的治疗原则"疮疡在外者引而拔之，在内者疏而下之"的正确性，强调艾灸治疗具有良好的疗效，借助于艾灸的火力，可以使毒气有处可散，脓瘀有处可泄。

2.主张内外兼治，并强调早治和饮食禁忌。程让先强调病亦早治，如《外科秘授著要·疔疮》："大抵治疔毒在急，急则气未走，走黄多不治。如发狂咬人便能发疔，汗下时其秽气触人亦能发疔，亦避之。"程让先开头交代疔疮的治疗原则，主张及早治疗，是为防止耽误治疗时机引起走黄，认为患有疔毒之人，可以通过咬人或者汗液传与他人，此处专指具有传染性的烂疔、疫疔，在当时就能够认识到这些是很不容易的。他对红丝疔论述也颇为详细，并确立了治疗大法，如《外科秘授著要·疔疮》："有红丝疔一条直上用针断，若红丝入心，必难是治矣，初起用夺命丹施治。"红丝疔又名赤疔、血箭疔、红线疔、金丝疮、血丝疮等，因火毒凝聚，或因破伤感染诱发。程让先主张内外兼治，强调外治当急取红丝之远端处挑刺截断，使血出，以阻断其向心走窜之势。

四、临床证治经验举例

（一）内治

1.汪机用连翘消毒散治疗火毒炽盛证（颜面疔疮） 火毒炽盛多见疮形平塌，肿势散漫，皮色紫暗，焮热疼痛，高热，头痛，烦渴，呕恶，溲赤，便秘。舌红，苔黄腻，脉洪数。汪机的《外科理例·疔疮》（卷四）："一夫人面生疔，肿焮痛甚，数日不溃，脉症俱实。治以荆防败毒散加芩、连稍愈。彼以为缓，乃服托里散一剂，势盛痛极，始悟。再用凉膈散二剂，痛减肿溃，又与连翘消毒散十余剂而愈。"连翘消毒散即凉膈散，其方药组成：连翘（一两），山栀子、大黄、薄荷叶、黄芩（各五钱），甘草（一两五钱），朴硝（二钱半），每服一两，水煎，温服。

2.吴谦用五味消毒饮治疗火毒凝结证（手足部疔疮） 火毒凝结证在初期可见手足底部红肿热痛，伴恶寒，高热，头痛，纳呆，舌红，苔黄腻，脉滑数。《医宗金鉴·外科心法要诀·疔疮》推荐五味消毒饮，方药组成：金银花（三钱），野菊花、蒲公英、紫花地丁、紫背天葵子（各一钱二分），水二钟，煎八分，加无灰酒半盅，再滚二三沸时热服。

3.吴谦用黄连解毒汤治疗火毒入络证（红丝疔） 火毒入络证多见患肢红丝较细，全身症状较轻，苔薄黄，脉濡数。吴谦的《医宗金鉴·外科心法要诀·疔疮》："……惟红丝疔于初起时，急用磁针于红丝尽处，砭断出血；寻至初起疮上挑破，即用蟾酥条插入，万应膏盖之，随服黄连解毒汤。"方药组成：黄连、黄芩、黄柏、生栀子（研，各一钱五分），水煎热服。

4.汪机用荆防败毒散治疗火毒入营证（红丝疔） 火毒入营证多见患肢红丝粗肿明显，迅速向近端蔓延。全身寒战高热，烦躁，头痛，口渴，苔黄腻，脉洪数。汪机的《外科理例·疔疮》（卷四）："……若患在手足，红系攻心腹者，于系尽处刺去恶血，宜服荆防败毒散，若系近心腹者，宜挑破疮头去恶水，以膏药贴之。"方药组成：荆芥、防风、人参、羌活、独活、前胡、柴胡、桔梗、枳壳、茯苓、川芎、甘草（各一钱），即人参败毒散加荆芥防风作一剂，水二盅，煎八分，食远服。

（二）外治

程让先的《外科秘授著要·疔疮》："顾圣荷幼弟患髭疔，医者先用火针围药，肿胀目与鼻隐入肌肉，牙关紧急。马铭鞠用患者耳垢，刮手足指甲屑，和匀如豆大，放茶匙内，灯火上炙少顷，取作丸，将银簪挑破疔头抹入，外用绵纸一层，浸湿敷之，痛立止，半日肿消大半，目可开，次日服真人活命饮二剂愈，此法兼可治红丝疔。常州华承溪指节间患之，得此而痊。顾傅士伯钦内人，左耳患时方孕，仲纯先以白药子末，鸡子调敷腹上护胎，次以夏枯草、甘菊、贝母、忍冬、地丁之属，一服痛止，疗立消，胎亦无恙。"

（于庆生　张　琦　张福忠）

第四节　流　注

流注是发于肌肉深部的转移性多发性脓肿。吴谦对此病亦有提及："盖人之血气……积留于肌肉之中，致令气血不行，故名流注。诸家书云：流者流行，注者住也，发无定处，随在可生。"（《医宗金鉴·外科心法要诀·流注》）吴谦主要根据疾病的特征加以命名，与多数医家认识一致。对此汪机在《外科理例·流注》（卷三）也说："大抵流注之症，……皆因真气不足，邪得乘之"。

一、病因病机认识

新安医家指出，湿痰、瘀血、风湿、汗后余毒、房劳受寒为病因，正气不足致经络阻隔，气血凝滞为病机。如吴谦说："此证名虽无殊，其原各异。盖人之血气，每日周身流行，自无停息，或因湿痰，或因瘀血，或因风湿，或因伤寒汗后余毒，或因欲后受寒，积留于肌肉之中，致令气血不行，故名流注。诸家书云：流者流行，注者住也，发无定处，随在可生。"（《医宗金鉴·外科心法要诀·流注》）吴谦将流注病因分为湿痰、瘀血、风湿、汗后余毒、房劳受寒五种，从而致邪毒流窜血络，使经络阻隔，气血凝滞而成。符合现在对流注的认识，即流注是发于肌肉深部的多发性脓肿。指出本病与气血的关系非常密切，持此观点医家陈实功《外科正宗》有云："夫流注者，流者行也，乃气血之壮，自无停息之机；注者住也，因气血之衰，是以凝滞之患。故行者由其自然，住者由其瘀壅。"

汪机对病机的认识更加深入，他在《外科理例·流注》（卷三）中指出："大抵流注之症，多因郁结，或暴怒，或脾虚湿气逆于肉理，或腠理不密，寒邪客于经络，或闪扑，或产后瘀血流注关节，或伤寒，余邪未尽为患，皆因真气不足，邪得乘之。"汪机认为本病虽可有多种原因，但其病机特点均系真气不足，邪毒乘虚侵袭而致病。即正气不足，邪气壅滞，使经络阻隔，气血凝滞，从而发为本病。实际上吴谦与汪机在流注的病因病机认识上是有共同点的，即流注主要系因虚致病。

二、病证诊断鉴别

指出流注如何辨脓，以及脓之顺证、败证，对湿毒流注详加辨别。

本病病名始见于明代《仙传外科集验方》："流注者，气血凝滞，故气流而滞，则血注而凝。"后世医家始有论述。吴谦在《医宗金鉴·外科心法要诀·流注》中指出，"初发漫肿无头，皮色不变，凝结日久，微热渐痛，透红一点，方是脓熟，即宜用针开破。若湿痰化成者，脓色黏白；瘀血化成者，脓色金黄；风湿化成者，脓色稀白如豆汁；汗后余邪化成者，脓色或黄、或黑，稀脓秽臭；以上四证，发在肉厚处可愈，发在骨节及骨空处难痊。淫欲受寒化成者，脓色稀白而腥，其水中有猪脂水油之状，此为败浆脓也。诸书虽有治法，终成败证"。吴谦善于总结，在本病证候的认识上以辨脓为主，据"微热渐痛，透红一点"判断有无成脓。各种原因所致成脓，其证候特点亦有不同，吴谦按脓液的质地、色泽、形态、气味加以辨别，并指出脓之败证，临床上需加以重视。

吴谦对湿毒流注也详细辨别，他在《医宗金鉴·外科心法要诀·胫部》中指出，"此证生于腿胫，流行不定，或发一二处，疮顶形似牛眼，根脚漫肿，轻则色紫，重则色黑，溃破脓水浸渍，好肉破烂，日久不敛。由暴风疾雨，寒湿暑火，侵在腠理，而肌肉为病也"。湿毒，慓盛暴烈的湿气。湿毒是指湿气郁积日久成毒而言。若湿毒下注，郁于肌肤，则小腿部易生疮痛，称为"湿毒流注"。吴谦首先指出湿毒流注发病部位及其"流行不定"的特点。

三、治疗原则发挥

治疗主张内外兼顾，内治注重调理气血，外治重视运用膏药、针灸。如吴谦说："初起湿痰所中者，火香流气饮导之；产后瘀血所中者，通经导滞汤通活之；跌扑伤损瘀血所中者，宜散瘀葛根汤逐之；风湿所中者，万灵丹、五积散加附子温散之；汗后余邪发肿者，人参败毒散散之；房欲后外寒侵袭者，初宜服五积散加附子，次服附子八物汤温之；又有室女、孀妇，郁怒伤肝，思虑伤脾而成者，宜服归脾汤加香附青皮散之。此皆流注初起将成之法，一服至三四服皆可。外俱用乌龙膏或冲和膏敷贴，皮肉不热者，雷火神针针之，轻者即消，重者其势必溃；将溃时俱宜服托里透脓汤；已溃俱服人参养荣汤；久溃脓水清稀，饮食减少，不能生肌收敛者，俱宜服调中大成汤；久溃脓水清稀，精神怯少，渐成漏证者，俱宜服先天大造丸。"（《医宗金鉴·外科心法要诀·流注》）治疗本病，吴谦主张内外兼顾，内治辨证分型，外治运用膏药、针灸，并重视疾病溃后的论治。初起未成脓之时，以内治之法为主，流注皆因正气不足，邪毒流窜血络，使经络阻隔，气血凝滞而成，吴谦按病因分型施治，即主要以湿痰、瘀血、风湿、汗后余毒、房劳受寒五种为主，遣方用药注重调理气血。外治之法，需选准时机，溃后辨脓非常重要，不可一概视之。

四、临床证治经验举例

（一）内治

1.吴谦用木香流气饮治疗脾虚湿滞证　脾虚湿滞证多见肉色不变，不痛，气短懒言，口淡无味，食欲不振，大便溏薄，舌质胖嫩，边有齿痕，脉浮而滑。《医宗金鉴·外科心法要诀·流注》推荐木香流气饮，组成：当归、白芍（酒炒）、川芎、紫苏、桔梗、枳实（麸炒）、乌药、陈皮、半夏、白茯苓、黄芪、防风、青皮（各一钱）、大腹皮、槟榔、枳壳（麸炒）、泽泻、甘草节、木香（末，各五分），生姜三片，红枣肉二枚，水煎服，下部加牛膝。

2.汪机用人参败毒散治疗余毒攻窜证　余毒攻窜证发病前有疔疮、痈、疖等病史，全身伴有壮热，口渴，甚则神昏谵语，苔黄，脉洪数。汪机《外科理例·流注》（卷三）："一老伤寒，表邪未尽，股内患肿，发热，以人参败毒散二剂，热止。灸香附饼，又小柴胡加二陈、羌活。川芎、归、术、枳壳数剂而消。"

3.吴谦用散瘀葛根汤治疗瘀血凝滞证　瘀血凝滞证多见于跌打损伤诱发者，多发于伤处，局部漫肿疼痛，皮色微红，或呈青紫，溃后脓液中央夹有瘀血块，苔薄白或黄腻，脉涩或数。《医宗金鉴·外科心法要诀·流注》推荐散瘀葛根汤，组成：葛根、川芎、半夏（制）、桔梗、防风、羌活、升麻（各八分），细辛、甘草（生）、香附、红花、苏叶、白芷（各六分），水二盏，葱三根，姜三片，煎八分，不拘时服。

（二）外治

汪机主张运用膏剂，艾灸之法外治，并以简要病案为佐，如《外科理例·流注》（卷三）："一人腿肿，肉色不变，不痛，脉浮而滑。以补中益气汤加半夏、茯苓、枳壳、木香饮之，香附饼熨之。彼谓气无补法，乃服方脉流气饮，愈虚。始用六君子汤加芎、归数剂，饮食少进。再用补剂，月余而消。夫气无补法，世俗论也。以其为病癖满壅塞，似难为补，殊不知正气虚不能营运，则邪气滞而为病。不用补法，气何由行乎？"

思考题

1.现代医学认为"流注"的本质是疮疡的细菌及其毒素入血，在其他部位形成转移性脓肿。其形成因素主要是细菌毒力过强、机体免疫力低下和早期没有得到及时治疗。新安医家的观点与现代医学认识非常吻合，试述新安医家对"流注"病因病机的认识。

2.由于"流注"主要发生于深部肌肉、关节和内脏，故现代医学对"流注"的诊断主要通过B超、CT等仪器检查确诊。试述新安医家通过哪些方法确诊"流注"？

3.对于"流注"的治疗，新安医家主张内外兼顾，试述新安医家内治和外治的思想。查阅资料，试述现代医学对"流注"是如何内外兼治的？

（于庆生　张　琦　张福忠）

第五节　瘰　疬

瘰疬是指多发生在颈部的慢性炎症性疾病。因其结核累累如贯珠之状，故名瘰疬。新安医家对此病颇多论述，汪机认为瘰疬即是结核，并指出其归经及易发部位，如《外科理例·瘰疬》（卷三）："瘰疬者，结核是也，或在耳后、耳前，或在耳下，连及颐颔，或在颈下，连缺盆，皆谓之瘰疬；或在胸及胸之侧，或在两胁，皆谓之马刀。手足少阳主之。"吴谦对瘰疬分别定义，如《医宗金鉴·外科心法要诀·瘰疬》："此证小者为瘰，大者为疬。"

一、病因病机认识

饮食不节、情志不遂致痰、湿、风、热、气毒结聚于颈而成。如汪机说："瘰疬必起于少阳一经，不守禁忌，延及阳明。大抵食物之厚，郁气之积，曰毒、曰风、曰热，皆此三端。"（《外科理例·瘰疬》卷三）汪机强调瘰疬发病是由于饮食肥甘厚味、情志郁结而成毒、风、热所致，所有情况皆属于此，这是作者独特的观点。吴谦则强调情志因素在瘰疬发病中的重要性，如《医宗金鉴·外科心法要诀·瘰疬》："瘰疬形名各异，受病虽不外痰、湿、风、热、气毒结聚而成，然未有不兼恚怒、忿郁、幽滞、谋虑不遂而成者也。"程让先也认为瘰疬发病与情志不遂有关，但其所属经脉也是瘰疬发病的一个重要因素，如他在《外科秘授著要·瘰疬》指出，"……致究病因，总由抑郁或因谋虑所伤，必使肝血先虚，以致胆失所养，其气郁而成痰，痰盛则气滞，气滞则血凝，血凝而为热毒，少年男女多有此症。"程让先认为少阳经脉血少气多，加之情志所伤，肝血愈虚，胆失所养，痰盛、气滞、血凝终为热毒发为本病，强调瘰疬无痰不成。

二、病证诊断鉴别

详细列举二十余种瘰疬诊断鉴别。

瘰疬之名，种类繁多，先前医家据其归经、部位、质地、大小、形态等加以分类论述。吴谦善于总结前贤诸论，对瘰疬诊断鉴别做出了很大的贡献，他将瘰疬分为痰瘰、湿瘰、气疬、筋疬、瘰疬、马刀等二十余种，如《医宗金鉴·外科心法要诀·瘰疬》："此证小者为瘰，大者为疬。当分经络：如生于项前，属阳明经，名为痰瘰；项后属太阳经，名为湿瘰；项之左右两侧，属少阳经，形软，遇怒即肿，名为气疬；坚硬筋缩者，名为筋疬；若连绵如贯珠者，即为瘰疬；或形长如蛤蜊，色赤而坚，痛如火烙，肿势甚猛，名为马刀……。"程让先对瘰疬初起、发展、溃后以及全身伴随情况皆加以描述，很好地指导了临床诊断，如《外科秘授著要·瘰疬》："初生如豆粒或如梅李，累累相连，历历数枚。若不早治，久不消散，渐至长大。按之则动而微痛，或午后发热，夜间口渴，饮食少思，四肢倦怠。"

三、治疗原则发挥

1.治疗强调脉症合参，需从情志入手，主动戒断情欲，方可有救　如汪机说："肿痛脉浮数者，祛风清热；脉涩者，补血为主；脉弱者，补气为主；肿硬不溃者，补血气为主；郁抑所致者，解郁结，调气血；溃后不敛者，属气血俱虚，宜大补；虚劳所致者，补之；因有核而不敛者，腐而补之；脉实而不敛，或不消者，下之。"(《外科理例·卷三·瘰疬》)治则的确立可凭脉、可凭症、可脉症合参，在此有所体现。凭脉、凭症最终是为探究其病原，不同的证型其脉象、证候侧重点亦有不同，汪机将辨脉与辨证相结合，确立治法，是其独特之处。汪机又说："大抵内伤，荣卫失守。皮肤间无气滋养，则不任风寒。胃气下陷，则阴火上冲，气喘发头痛脉大，此不足证也。误作外感，表实而反泻之，宁免'虚虚之祸'？东垣云：内伤右脉大，外感左脉大。当以此别之。机按：左脉大属外感，此亦难凭。必须察形观色，审症参之以脉，乃得不误。"(《外科理例·瘰疬》卷三)汪机指出瘰疬证型的确立勿被表象所迷惑，瘰疬可表现虚弱之候，其间可伴有发热，头痛等外感之象，顺应表象治之，则会出现"虚虚之祸"，汪机对李东垣所言持反对意见，认为仅以左脉大即属外感，这难以作为凭据，推崇脉症合参。

汪机认为治疗从情志入手，如《外科理例·瘰疬》(卷三)："实者易治，虚者可虑，以其属胆经，主决断，有相火，且气多血少，妇人见此，月经不调，寒热变生，稍久转为潮热，危矣！自非断欲，神仙不治也。"瘰疬归属手足少阳二经，其中胆为中正之官，主决断，气多血少，若胆气虚则怯，善太息，或数谋虑而不能决，故治愈本病需从情志入手，主动戒断情欲，方可有救。瘰疬日久可破溃成疮，脓水淋漓，耗伤气血阴津，渐成虚证故其多属于虚损，重视调理七情的同时，汪机认为需详审疾病之虚实，不可一概选用败毒之药，当补则补，否则可使病情恶化，注重在瘰疬虚证治疗中注重使用托里之法。

2.注重治痰，其治疗大法先用消痰，后补阴血，兼服加减逍遥散　如程让先说："然此疮无痰不成，大法先用消痰，后补阴血，此正治也。海藻汤，此主消痰行血下气，……脓尽宜用后方，加减逍遥散。"(《外科秘授著要·瘰疬》)程让先认为瘰疬可因痰湿内生、痰火凝结结于颈项而成。可见此病的成因离不开"痰"，亦是作者观点，其认识深入，指导其遣方用药，大法先用消痰，后补阴血，兼服加减逍遥散，其治则治法亦具有代表性。程国彭也赞同此法，如《外科十法·外科症治方药·瘰疬》曰："瘰疬，颈上痰瘰累串也。此肝火郁结而成。宜用消瘰丸，兼服加味逍遥散。"

四、临床证治经验举例

(一)内治

1.程让先用海藻汤治疗气滞痰凝证　气滞痰凝证多见于瘰疬初期，肿块坚实，无明显全身症状，苔黄腻，脉弦滑。程让先《外科秘授著要·瘰疬》："然此疮无痰不成……海藻汤，此主消痰行血下气，海藻、天花粉、陈皮、归尾、贝母、赤芍、白芷、生草、乳香、银花、角刺，煎服，脓尽宜用后方，加减逍遥散，丹皮、当归、白芍、白术、天麻、枸杞、熟地、茯苓、陈皮、生草、山药。"

2.吴谦用附子败毒汤治疗湿热毒盛证　湿热毒盛证多见结硬如石，推之有根者，坚而不溃，瘰疬疼痛，及热毒结核，或多烦闷，热而不寒，舌红，苔黄腻，脉弦数。吴谦的《医宗金鉴·外科心法要诀·瘰疬》："附子败毒汤，主治：治湿毒瘰疬，组成：羌活(一钱)、川附子(制，一钱)、白僵蚕(炒，三钱)、前胡(一钱)、连翘(去心，一钱五分)、生黄芪（一钱五分）、蔓荆子（一钱五分）、陈皮（一钱）、防风（一钱）、白茯苓（一钱五分），金银花（二钱）、甘草（节，五分），引用生姜一片，水三盅，煎一盅，食远温服。"

3.吴谦用八珍汤、香贝养荣汤等治疗气血两虚证　气血两虚证多见疮口脓出清稀，夹有败絮样物，形体消瘦，精神倦怠，面色无华。舌淡质嫩，苔薄，脉细。吴谦的《医宗金鉴·外科心法要诀·瘰疬未溃敷贴、瘰疬溃后方》："凡治瘰疬马刀溃破之后，应用方药，气血两虚，宜八珍汤；坚硬未消者，宜香贝养荣汤；食少便泻者，宜香砂六君子汤；血虚肝热，或疮口出血，或红肿者，宜逍遥散，加丹皮、炒栀子；疮口敛迟，宜用十全大补汤加白蔹；虚烦不寐者，宜归脾汤调理。但药剂大小，量人岁数、虚实，斟酌用之。"

（二）外治

如《程原仲医案·附验方·灵丹》："灵药方专治一切肿毒并瘰疬等疮，牙硝四两。将二两烧酒炒过先入罐底，将二两同后药拌匀。明矾，皂矾各四两，俱用烧酒炒，朱砂三两，水银一两，雄黄三钱，用阳城罐，先将前烧酒炒过，二两牙硝铺罐底，次将未制牙硝同前五味药和匀入罐内，上用铁灯盏盖，铁线紧缚，外用盐泥铁屎封固，下用一铁圈三双脚，安罐在上，四面用砖八块，以八卦炉上铁灯盏，不可放水，但将水笔滴水，时时润之，火候约三炷安息香，先武火后文火，至次日取出灵药，净指搓，仍取下水银四五钱，净灵药一方，约有七八钱，凡肿毒用矾过棉纸，搓成条，入肿毒内，以痛为止，进一分，则纸上有一分之脓，取出纸条，蘸药末，再插入肿毒内，减去余纸，用膏药帖之，次日虽至恶肿毒结核，亦化为脓水矣。其他灵药方，因有盐皆疼，此方妙在不疼。"

思考题

1.瘰疬相当于现代医学的颈部淋巴结核，认为主要是感染结核杆菌引起。新安医家对瘰疬的病因病机是如何认识的？

2.现代对瘰疬的诊断主要依靠结核菌素试验和活检病理确诊，这在古代是不可能的。试述新安医家对瘰疬通过哪些方法诊断？

3.吴谦善用哪些方剂治疗瘰疬？试述其组成、功效和如何临床应用。

（于庆生　张　琦　张福忠）

第二章 瘿 瘤

瘿在历代文献中有多种分类，现在则分气瘿、肉瘿、石瘿、瘿痈四个病种。瘤，留滞不去之义。现代中医外科大致分为六种：气瘤、血瘤、肉瘤、筋瘤、骨瘤及脂瘤。吴谦将瘿疾与瘤一并叙述，如《医宗金鉴·外科心法要诀·瘿瘤》指出，"瘿瘤二证，发于皮肤血肉筋骨之处。瘿者，如缨络之状；瘤者，随气留住，故有是名也。"瘿瘤即瘿与瘤的合称，或单指瘿，此处为二者兼指，后世医家多将瘿瘤分述。汪机对瘤亦有所述，如《外科理例·辨瘤》（卷一）："若发肿都软不痛者，血瘤；虚肿而黄者水也；发肿日渐增长而不大热，时时牵痛者，气瘤；气结微肿，久而不消，后亦成脓。"

一、病因病机认识

外因六邪、内因七情是瘿瘤二证主要病因，气血、痰湿为主要病理因素。如吴谦指出，"瘿瘤二证，……多外因六邪，荣卫气血凝郁；内因七情，忧恚怒气，湿痰瘀滞，山岚水气而成，皆不痛痒。"（《医宗金鉴·外科心法要诀·瘿瘤》）病因归为：外感六邪、内因七情、山岚水气。病理因素为气血、痰湿。瘿有如"缨络"状，故名，郁怒忧思过度，肝失条达，脾失健运，导致气滞、痰凝、血瘀结于颈部而成。瘤是由瘀血、痰饮、浊气留结于组织中而产生的赘生物，首见于《灵枢·刺节真邪》，多因七情劳欲，复感外邪，脏腑失调，生痰聚瘀，气血凝结而成。

二、病证诊断鉴别

新安医家将瘿分五种，即肉瘿、筋瘿、血瘿、气瘿、石瘿；瘤分六种，即气瘤、血瘤、肉瘤、筋瘤、骨瘤、脂瘤、脓瘤。如吴谦的《医宗金鉴·外科心法要诀·瘿瘤》："瘿证属阳，色红而高突，皮宽不急，蒂小而下垂；瘤证属阴，色白而漫肿，皮嫩而光亮，顶小而根大。瘿有五种：肉色不变者，为肉瘿，其筋脉现露者，名筋瘿；若赤脉交络者，名血瘿；随喜怒消长者，名气瘿；坚硬推之不移者，名石瘿。五瘿皆不可破，破则脓血崩溃，多致伤生。瘤有六种：坚硬紫色，累累青筋，盘曲若蚯蚓状者，又筋瘤；微紫微红，软硬间杂，皮肤中隐隐若红丝纠缠，时时牵痛，误有触破，而血流不止者，名血瘤；或软如绵，或硬如馒，皮色如常，不紧不宽，始终只似覆肝，名肉瘤；软而不坚，皮色如常，随喜怒消长，无寒无热者，名气瘤，久日化脓流出，又名脓瘤也；形色紫黑，坚硬如石，疙瘩叠起，推之不移，昂昂坚贴于骨者，名骨瘤，又名石瘤；软而不破，皮色淡红者，名脂瘤，即粉瘤也，六瘤之形色如此。凡瘿多生于肩项两颐，瘤则随处有之。"

三、治疗原则发挥

治则以清热化痰、理气解郁、软坚散结、健脾除湿、活血祛瘀五法为主，主张瘤治于壮年。如吴谦说："夫肝统筋，怒气动肝，则火盛血燥，致生筋瘿、筋瘤，宜清肝解郁，养血舒筋，清肝芦荟丸主之。心主血，暴戾太甚，则火旺逼血沸腾，复被外邪所搏，致生血瘿、血瘤，宜养血、凉血、抑火、滋阴、安敛心神、调和血脉，芩连二母丸主之。脾主肌肉，郁结伤脾，肌肉浇薄，土气不行，逆于肉里，致生肉瘿、肉瘤，宜理脾宽中、疏通戊土、开郁行痰、调理饮食，加味归脾丸主之。肺主气，劳伤元气，腠里不密，外寒搏之，致生气瘿、气瘤，宜清肺气、调经脉、理劳伤、和荣卫，通气散坚丸主之。肾主骨，恣欲伤肾，肾火郁遏，骨无荣养，致生石瘿、骨瘤，石瘤海藻玉壶汤主之，骨瘤尤宜补肾散坚，行瘀利窍，调元肾气丸主之。瘿瘤诸证，用药缓缓消磨，自然缩小；若久而脓血崩溃，渗漏不已者，皆为逆证，不可轻用刀针决破，以致出血不止，立见危殆。但本忧思化成，每难获效，诸证形状各异，皆五脏湿热邪火浊瘀，各有所感而成，总非正气之所化也。"（《医宗金鉴·外科心法要诀·瘿瘤》）

瘿瘤分为五型，对应五种治则治法。筋瘿、筋瘤宜清肝解郁，养血舒筋；血瘿、血瘤宜养血、凉血、抑火、滋阴、安敛心神、调和血脉；肉瘿、肉瘤宜理脾宽中、疏通戊土、开郁行痰、调理饮食；气瘿、气瘤宜清肺气、调经脉、理劳伤、和荣卫；石瘿、骨瘤宜补肾散坚，行瘀利窍。总结即以清热化痰、理气解郁、软坚散结、健脾除湿、活血祛瘀五法为主。指出本病若能消散于无形，是为顺证，若脓血崩溃，皆为逆证，强调逆证不可轻用刀针。只有粉瘤、黑砂、发、蚛四瘤，可使针、刀破之而不会伤害身体。以上种种观点便于临床辨证施治，实为经典之论。

汪机主张瘤治于壮年，如《外科理例·辨瘤》（卷一）："诸瘰、瘤、疣、赘等，至年衰皆自内溃，治于壮年，可无后忧。"对于诸瘰、瘤、疣、赘等病主张在青壮年，正气充盛的时候进行治疗，以免日久而损伤正气，其治疗思想受后世推崇。

四、临床证治经验举例

（一）内治

1. 吴谦用清肝芦荟丸治疗火旺血燥证 火旺血燥证多见瘤体灼热，色暗红，伴五心烦热，咽干口苦，便干溲赤，舌红，苔黄，脉细数。《医宗金鉴·外科心法要诀·瘿瘤》推荐清肝芦荟丸，方药组成：当归、生地（酒浸，捣膏）、白芍（酒炒）、川芎（各二两），黄连、青皮、海粉、牙皂、甘草节、昆布（酒洗）、芦荟（各五钱），上为细末，神曲糊丸，如梧桐子大。每服八十丸，白滚水送下，食前后服之。

2. 吴谦用芩连二母丸治疗心火妄动证 心火妄动证多见瘤体色鲜红，灼热，伴烦躁口渴，口舌生疮，溲赤便干，舌红，苔薄黄，脉数。《医宗金鉴·外科心法要诀·瘿瘤》推荐芩连二母丸，方药组成：黄芩、黄连、知母、贝母（去心）、当归、白芍（酒炒）、羚羊角（镑）、生地、熟地、蒲黄、地骨皮、川芎（各一两），甘草（生，五钱），上为末，侧柏叶煎汤，打寒食面糊为丸，如梧桐子大。每服七十丸，灯心煎汤送下。

3. 吴谦用加味归脾丸治疗脾虚痰湿证 脾虚痰湿证多见瘤体较大，软如棉，基底宽大，无触痛，甚至喜温喜按，伴面色萎黄，神疲体倦，气短懒言，舌淡苔薄白，脉缓弱。《医宗金鉴·外科心法要诀·瘿瘤》推荐加味归脾丸，方药组成：香附、人参、酸枣仁（炒）、远志（去心）、当归、黄芪、乌药、陈皮、茯神、白术（土炒）、贝母（去心，各一两），木香、甘草（炙，各三钱），上为细末，合欢树根皮四两煎汤，煮老米糊为丸，如梧桐子大。每服六十丸，食远，白滚水送下。

4.吴谦用通气散坚丸治疗肺气失宣证 肺气失宣证多表浅，根浮，色白，伴面色㿠白，气短乏力，自汗畏寒，痰多清稀，舌淡苔薄白，脉虚弱。《医宗金鉴·外科心法要诀·瘿瘤》推荐通气散坚丸，方药组成：人参、桔梗、川芎、当归、花粉、黄芩（酒炒）、枳实（麸炒）、陈皮、半夏（制）、白茯苓、胆星、贝母（去心）、海藻（洗）、香附、石菖蒲、甘草（生，各一两），上为细末，荷叶煎汤为丸，如豌豆大。每服一钱，食远，灯心、生姜煎汤送下。

5.吴谦用海藻玉壶汤治疗痰瘀内结证 痰瘀内结证肿块增大较快，坚硬如石，高低不平，活动度差，全身症状不明显，舌紫黯，见瘀斑，脉沉或涩。《医宗金鉴·外科心法要诀·瘿瘤》推荐海藻玉壶汤，方药组成：海藻（洗）、陈皮、贝母（去心）、连翘（去心）、昆布、半夏（制）、青皮、独活、川芎、当归、甘草（节，各一钱），海带（洗，五分），水二钟，煎八分，量病上、下，食前后服之。

（二）外治

吴谦主张粉瘤、发瘤、虱瘤、虫瘤使用外治之法，如《医宗金鉴·外科心法要诀·瘿瘤》："惟粉瘤可破，……治宜铍针破去脂粉，以白降丹捻子插入数次，将内膜化净，用生肌玉红膏贴之自愈。又有一种黑砂瘤，多生臀腿，肿突大小不一，以手摄起，内有黑色即是，亦用针刺出黑砂有声，软硬不一。又有发瘤，多生耳后发下寸许，软小高突，按之不痛，亦用针刺之，粉发齐出。又有虱瘤，发后其痒彻骨，开破出虱无数，内有极大一虱出，其虱方尽。黑砂、发、虱三瘤，外治皆同粉瘤之法，其口方收。又有虫瘤，每生胁下，治法当按痈疽肿疡、溃疡门。"

┌───┐
思考题

1.瘿相当于现代医学甲状腺疾病，主要包括结节性和地方性甲状腺肿、甲状腺瘤、甲状腺炎和甲状腺癌。试述这些疾病和新安医家分类之间的联系。

2.如何鉴别肉瘿、石瘿、气瘿三者？

3.瘿病有哪些中医治则及其理论根据？
└───┘

（于庆生 张 琦）

第三章　乳房疾病

第一节　乳　痈

乳痈是由热毒侵入乳房所引起的一种急性化脓性疾病。吴谦对乳痈有所定义，如《医宗金鉴·外科心法要诀·乳疽、乳痈》："……红肿热痛者为痈，十四日脓成。"吴谦主要通过外在表现以及脓成时间对乳痈加以界定，并对乳痈的分类、经络所属予以说明，如《医宗金鉴·外科心法要诀·内外吹乳》："乳房属胃，乳头属肝，而有内吹、外吹之分。"

一、病因病机认识

新安医家认为，本病多因不知调养，肝气郁结，胃热壅滞，致乳络阻塞而成。如程让先说："乳痈之患，多因不知调养，盖乳房属胃经，乳头属肝经，由愤怒所逆或郁闷所结，及厚味所酿，以致肝气不行，故窍闭不通，则乳酿不得出，遂致胃血沸腾，热甚而生痰、为脓。或因所乳之子含乳而睡，口气所吹，蓄成结核。"(《外科秘授著要·乳痈》)乳痈之疾，多由内外之因所致经络阻塞，气血凝滞而成。程让先认为患此病邪，多因不知调养而致，内因系情志所伤或饮食膏粱厚味，外因系所乳之子口气所吹，他强调肝气不行在发病中重要性，此种论点为其治法治则提供依据。

吴谦也强调肝气郁结致本病发生，如《医宗金鉴·外科心法要诀·乳疽、乳痈》："此证总由肝气郁结，胃热壅滞而成。男子生者稀少，女子生者颇多，俱生于乳房。"乳汁郁积是乳痈最常见的原因。本病皆因情志不畅，肝气郁积，厥阴之气失于疏泄；产后饮食不节，脾胃运化失司，湿热蕴结于胃络，阳明胃热壅滞，使乳络闭阻不畅，气滞血瘀而成乳痈，吴谦认为其发病总的病机系肝气郁结，胃热壅滞，可见其观点与此相符，强调了情志因素在发病中的重要性。以此推出"男子生者稀少，女子生者颇多"，因女子乳房属胃经，乳头属肝经；男子乳房属肾经，乳头属肝经。

二、病证诊断鉴别

新安医家强调内吹乳痈与外吹乳痈的鉴别以及乳痈与乳疽的鉴别。在乳痈诊断鉴别上首推吴谦，他将乳痈分为内吹乳痈、外吹乳痈，并分别加以界定，如《医宗金鉴·外科心法要诀·内外吹乳》："乳房属胃，乳头属肝，而有内吹、外吹之分。内吹者，怀胎六七月，胸满气上，乳房结肿疼痛，若色红者，因多热也；不红者，既因气郁，且兼胎旺也。外吹者由乳母肝、胃气浊，更兼子吮乳睡熟，鼻孔凉气，袭入乳房，与热乳凝结肿痛，令人寒热往来，烦躁口渴。"乳痈发病时期有所不同，哺乳期所发者称外吹乳痈，怀孕期所发者称内吹乳痈，其证候表现各有所异，无外焮热、红肿、疼痛、结块、伴有全身症状。内吹者，以红、肿、热、痛、结块为主；外吹者多伴有全身症状。

吴谦还对乳痈、乳疽予以鉴别，他说："红肿热痛者为痈，十四日脓成；若坚硬木痛者为疽，月余成脓。"(《医宗金鉴·外科心法要诀·乳疽、乳痈》)乳痈、乳疽皆为乳腺化脓性感染，由肝气郁结，胃热壅滞而成，然其外在证候表现有所不同，可据此以鉴别，《校正外科大成》认为，"乳痈、乳疽生于乳房，红肿热痛者为痈，坚硬木痛者为疽。由肝气郁结，胃热壅滞而成也。"与吴谦观点相同，同时还以脓成之日加以鉴别。

三、治疗原则发挥

初成脓之时，首推针法，用药者，首推蒲公英、瓜蒌、忍冬藤。确立治则：虚当补之、盛当疏之、脓成则针之、未成脓者禁针，强调"忍痛揉软，吃令乳汁""戒怒、饮食有节、慎起居"等调护措施的重要性。

汪机对乳痈治疗原则的确立做出了很大贡献，如《外科理例·乳痈》（卷四）："乳头厥阴所经，乳房阳明所属。厥阴者肝也，乃女子致命之地，宗筋之所。且各有囊橐。其始焮肿虽盛，受患止于一二囊。若脓成不刺，攻溃诸囊矣。壮者犹可，弱者多致不救。所以必针而后愈。早用蒲公英、忍冬藤入少酒，煎服，即欲睡，是其功也，及觉而病安矣。未溃以青皮、瓜蒌、桃仁、连翘、川芎、橘叶、皂角刺、甘草节，随症加减，煎服。已溃以参、芪、芎、归、白芍、青皮、连翘、瓜蒌、甘草节、煎服。"汪机指出乳房经络所属，认为厥阴肝经是女子身上要害之地，是传宗接代的关键部位。患病者虽然只有一二个间隙，开始之时其灼热肿痛外在表现可能很重，故对其施治需加以重视。在乳痈初成脓之时，首推针法，认为成脓后不行针刺治疗，否则会蔓延到其他腔隙。用药者，早期首推蒲公英、忍冬藤。未溃以托里透脓之药，已溃用益气扶正之药促进伤口愈合。

汪机还说："暴怒或儿口气所吹痛肿者，疏肝行气。肿痛甚者，清肝消毒。焮痛发寒热者，发散表邪。未成脓者，疏肝行气。不作脓或不溃，托里为主。溃而不敛，或脓清者，大补气血。"（《外科理例·乳痈》卷四）汪机认为乳痈的发生与气血的盛衰关系密切，亦即虚当补之、盛当疏之、脓成则针之、未成脓者禁针，并强调"戒怒、饮食有节、慎起居"等调护措施的重要性。

程让先也强调乳痈的防护措施，如《外科秘授著要·乳痈》："初起若寒热作痛，必须忍痛揉软，吃令乳汁，投则散，否则成毒矣。"乳汁郁积，或因乳汁过多、乳儿少饮、或乳头破裂疼痛，而不能给乳儿吸尽，或初产妇乳络不畅，致乳汁壅塞在内，乳络阻塞成块，郁久化热酿脓而成痈肿。可见乳痈之为病与乳汁郁积关系密切。故程让先主张初起之时"忍痛揉软，吃令乳汁"可使毒不成矣。

四、临床证治经验举例

（一）内治

1. 程让先用瓜蒌散治疗气滞热壅证 气滞热壅证见乳汁瘀积结块，皮色不变或微红，肿胀疼痛。伴有恶寒发热，头痛，周身疫痛，口渴，便秘，苔薄，脉数。程让先《外科秘授著要·乳痈》："大法惟用丹溪瓜蒌散主治，用青皮疏肝滞，石膏清胃火，瓜蒌豁痰利窍，归尾、赤芍行血散瘀，橘叶行肝气。以上几味俱系紧要，切勿减轻，随症加减，豁痰通气之药为妙。瓜蒌散（瓜蒌、贝母、天花粉、陈皮、银花、角刺、石膏、赤芍药、乳香、甘草、白芷、橘叶、蒲公英、钩藤、地丁、香附）煎水服。"

2.吴谦用托里透脓汤治疗热毒炽盛证　热毒炽盛证见全身症状较重，乳房肿痛，皮肤焮红灼热，肿块变软，有应指感，或切开排脓后引流不畅，舌红，苔黄腻，脉洪数。吴谦《医宗金鉴·外科心法要诀·乳疽、乳痈》："……若不应，复时时跳动者，势将溃脓，宜用托里透脓汤"，组成：人参、白术（土炒）、穿山甲（炒研）、白芷（各一钱），升麻、甘草节（各五分），当归（二钱），生黄芪（三钱），皂角刺（一钱五分），青皮（炒，五分），水三盅，煎一盅，病在上部，先饮煮酒一盅，后热服此药；病在下部，先服药后饮酒；疮在中部，药内兑酒半盅，热服。

3.吴谦用人参养荣、十全大补汤治疗正虚毒恋证　正虚毒恋证见溃脓后，乳房肿痛虽轻，但疮口脓水不断，脓汁清稀，愈合缓慢或形成乳漏。全身乏力，面色少华，或低热不退，饮食减少，舌淡，苔薄，脉弱无力。吴谦的《医宗金鉴·外科心法要诀·乳疽、乳痈》："……虚者补之，如人参养荣、十全大补等汤，俱可选用。"十全大补汤方药组成：于八珍汤内，加黄芪、肉桂，水煎服；人参养荣汤方药组成：于十全大补汤内，去川芎，加陈皮、远志、五味子，水煎服。

（二）外治

江兰提出了治疗乳痈初肿以及内外吹乳痈的验方，如《集古良方·妇人门·治内外吹乳乳痈方》："玉簪花取根来捣，少许加盐共捣泥。初起乳痈敷散肿，消红止痛毒能医，若逢已溃忙敷上，完口除脓总治之。"《岭南采药录》有云："玉簪花味甘，性凉。"取其清热、解毒之功。可治肿痛，疮毒。对内外吹乳乳痈确有功效。《集古良方·妇人门·治乳初肿方》："大铁箍散，未成形者内消，成形者微肿即愈。南星（五钱），锦纹大黄（五钱）共为末醋调敷患处，干时取下复以醋调即愈。"大黄有解毒消痈、行瘀通经之功，用于热毒疮疡、肿痛。南星有散结消肿之功，生用外治痈肿，以醋调者取其散瘀解毒之性。

思考题

1.乳痈和乳腺增生病都有肿块和疼痛，二者如何鉴别？

2.简述乳痈的形成原因。

3.简述吴谦治疗乳痈的内治思想和代表方药。

（于庆生　张　琦　张　珺）

第二节　乳　岩

岩，古代文献又称"石痈"，石痈指痈疽之至牢有根而硬如石者。后世新安医家对此始有论述，如程让先说："……乳结成核，年而发溃则破陷如空洞，名曰乳岩。"（《外科秘授著要·乳岩》）程国彭通过本病的初起、发展及其形态特征加以定义，如《外科十法·外科症治方药·乳岩》："乳岩者，初起内结小核如棋子，积久渐大崩溃，有岩之势，故名乳岩。"

一、病因病机认识

新安医家认为忧思郁怒，结聚成核而发为本病，强调七情内伤在本病发病过程中的重要性。如程让先说："女人忧思郁怒乳结成核……是不治之症。"（《外科秘授著要·乳岩》）忧思郁怒，怒则伤肝，肝郁及脾，肝郁则气血瘀滞，脾伤则痰浊内生，痰瘀结于乳络，乳结成核而发为本病，清·高锦庭《疡科心得集》又名乳巖，书中谓"夫乳巖之起也，由于忧郁思虑积想在心，所愿不遂，肝脾气逆，以致经络痞塞，结聚成核。"对病因病机认识，二者强调点相同，即六淫内侵，冲任失调亦可致痰瘀互结于乳络。程让先强调七情内伤在本病发病过程中的重要性，指出本病预后不佳，是不治之症。对此吴谦也指出本病为气郁凝结而成，如《医宗金鉴·外科心法要诀·乳岩》："此证由肝、脾两伤，气郁凝结而成。"汪机也强调七情内伤在乳岩发病过程中的重要性，如《外科理例·乳岩》（卷四）："……此乳岩也，乃七情所伤，肝经血气枯槁之症。"

二、病证诊断鉴别

详细描述乳岩的初起、日久、溃后以及变证，判断乳岩发展的不同阶段。

如吴谦说："自乳中结核起，初如枣栗，渐如棋子，无红无热，有时隐痛。速宜外用灸法，内服养血之剂，以免内攻。若年深日久，即潮热恶寒，始觉大痛，牵引胸腋，肿如覆碗坚硬，形如堆粟，高凸如岩，定透紫色光亮，肉含血丝，先腐后溃，污水时津，有时涌冒臭血，腐烂深如岩壑，翻花突如泛莲，疼痛连心。若复因急怒，暴流鲜血，根肿愈坚，斯时五脏俱衰，即成败证，百无一救。"（《医宗金鉴·外科心法要诀·乳岩》）乳岩之疾，其证候各有所异，吴谦对其证候表现详加描述，按初起、日久、溃后以及变证分别描述，形神具备、字字珠玑，实为少见。指出乳岩病情发展日久，加之急怒，可致五脏俱衰，成败证。鲍集成也对乳岩初起，发展到溃破的三个阶段证候加以说明，如《疮疡经验·乳岩》（卷中）："乳房肿硬初起如棋子，渐大如梅李，经年累月硬如顽石，溃时腥水稀薄或血流。"

三、治疗原则发挥

初起宜宽胸祛虑，同时重视外治之法，应用灸法、三棱针刺法、外用膏药等；溃破之后，益气补血为要，不可妄行攻伐。如吴谦说："初宜服神效瓜蒌散，次宜清肝解郁汤，外贴季芝鲫鱼膏，其核或可望消。若反复不应者，疮势已成，不可过用克伐峻剂，致损胃气，即用香贝养荣汤。或心烦不寐者，宜服归脾汤；潮热恶寒者，宜服逍遥散，稍可苟延岁月。如得此证者，于肿核初起，即加医治，宜用豆粒大艾壮，当顶灸七壮，次日起疱，挑破，用三棱针刺入五六分，插入冰螺散捻子，外用纸封糊，至十余日，其核自落，外贴绛珠膏、生肌玉红膏，内服舒肝、养血、理脾之剂，生肌敛口自愈。"（《医宗金鉴·外科心法要诀·乳岩》）忧怒抑郁，朝夕积累，脾气亏虚，肝气横逆，气血亏损，筋失营养，郁滞与痰结成于乳络，气火抑郁日久则成岩。治岩宜解郁清肝，再据脉之虚实、体之强弱，虚者兼平补，以扶其正。吴谦对于本病治则治法的思想体现于此，偏于应用神效瓜蒌散、香贝养荣汤、清肝解郁汤、逍遥散、归脾汤之方。同时重视外治之法，初起之时，应用灸法、三棱针刺法、外用膏药等。

程国彭重视应用逍遥散、归脾汤，如《外科十法·外科症治方药·乳岩》："乳岩者，初起内结小核如棋子，积久渐大崩溃，有岩之势，故名乳岩。宜服逍遥散、归脾汤等药，虽不能愈，亦可延生。若妄行攻伐，是速其危也。"程国彭主张初起之时宜开郁为要，溃破之后，气血必耗，宜益气补血为要，不可妄行攻伐。

四、临床证治经验举例

（一）内治

1.吴谦用神效瓜蒌散治疗肝郁痰凝证 肝郁痰凝证见乳房肿块皮色不变，质硬而边界不清，可伴有经前乳房少腹作胀，情志抑郁或性情急躁，胸闷胁胀，舌淡红，苔薄白，脉弦。《医宗金鉴·外科心法要诀·乳岩》推荐神效瓜蒌散，组成：大瓜蒌（去皮，焙为末，一个），当归、甘草（生，各五钱），没药、乳香（各二钱），共研粗末，每用五钱，醇酒三盅，慢火熬至一盅，去滓，食后服之。

2.吴谦用逍遥散治疗冲任失调证 冲任失调证多见乳房肿块坚硬，素有经前乳房胀痛，或婚后从未生育，或有多次流产史，舌淡红，苔薄白，脉弦细。《医宗金鉴·外科心法要诀·乳岩》推荐逍遥散，组成：当归（酒洗）、白芍（酒洗）、白茯苓、白术（土炒）、香附（酒炒，各一钱），柴胡（八分），黄芩（五分），陈皮（一钱），薄荷（五分），甘草（生，六分），水二盅，煎八分，食远服。

3.汪机用益气养荣汤治疗正虚毒炽证 正虚毒炽证见乳房肿块扩大，溃后愈坚，渗流血水，不痛或剧痛，伴精神萎靡，面色无华，身体瘦弱，舌紫或有瘀斑，苔黄，脉弱无力。《外科理例·附方·益气养荣汤》推荐益气养荣汤，组成："人参、茯苓、陈皮、贝母、香附、当归（酒拌）、川芎、黄芪（盐水拌炒）、熟地（酒拌）、芍药（炒各一钱），甘草（炙）、桔梗（炒五分）、白术（炒二钱），水二盅，姜三片，煎八分，食远服。胸膈满加枳壳、香附（各一钱），人参、熟地（各减二分）；饮食不甘，暂加浓朴、苍术；痰多加橘红、半夏；往来寒热，加柴胡、地骨皮；发热加柴胡、黄芩；脓溃作渴，加参、芪、归、术；脓多或清，加归、芎；胁下痛或痞，加青皮、木香；肌肉生迟，加白蔹、官桂；口干加五味子、麦门冬；渴不止加知母、赤小豆（俱酒拌炒）。浓不止，倍加参、芪、当归。"

（二）外治

吴谦的《医宗金鉴·外科心法要诀·乳岩》推荐季芝鲫鱼膏、冰螺捻外用，季芝鲫鱼膏组成：活鲫鱼肉，鲜山药（去皮，各等分）上共捣如泥，加麝香少许，涂核上，觉痒极，勿搔动，隔衣轻轻揉之，七日一换，旋涂将消。冰螺捻组成：硇砂（二分），大田螺（去壳，线穿晒干，五枚），冰片（一分），白砒（即人言，面果煨熟，去面用砒），将螺肉切片，同白砒研末，再加硇片同碾细，以稠米糊搓成捻子，瓷罐蜜收。用时将捻插入铁孔，外用纸糊封，贴核上勿动，十日后四边裂缝，其核自落。

思考题

1.乳岩相当于现在所说的乳癌，乳岩和乳腺增生病都有肿物，二者如何鉴别？

2.新安医家对乳岩形成的病因如何认识？对于现代防治乳癌发生有何借鉴意义？

3.汪机用益气养荣汤治疗乳岩对现代治疗乳癌有何借鉴意义？

（于庆生　张　琦　张　珺）

第四章 皮肤病及性传播疾病

第一节 风瘙痒

风瘙痒是一种无原发性皮肤损害,但觉皮肤瘙痒,搔之不止的皮肤病。中医古代文献中称"风痒""痒风",若搔破皮肤,血痕累累,称为"血风疮"。吴谦的《医宗金鉴·外科心法要诀·血风疮》对此病亦有提及:"此证由肝、脾二经湿热……致遍身生疮,形如粟米……"

一、病因病机认识

新安医家认为,本病证归肝、脾二经,病因病机概括为"湿热为标,血虚为本"。如吴谦《医宗金鉴·外科心法要诀·血风疮》:"此证由肝、脾二经湿热,外受风邪,袭于皮肤,郁于肺经,致遍身生疮。"血风疮又名血疮,出《疮疡经验全书》卷六,《诸病源候论·疮病诸候·血疮候》曰:"诸患风湿搏于血气而生疮。其热气发逸,疮但出血者,名为血疮也。"此病皆与风湿邪气有关。可因素有内热或情志内伤,五志化火,复感风邪;风热与血气相搏,往来于肌肤之间而致瘙痒;肝血不足,肝阳上亢,生风化燥,肤失濡润,风动作痒;湿热下注,蕴阻阴部,湿淫作痒;或湿热生虫,虫蚀瘙痒而发为本病。吴谦认为血风疮初发之时,多因肝经血热、脾经湿热、肺经风热交感而致生疮,日久多因血虚受风,蕴热化燥,瘀阻经络所致,可见"湿热为标,血虚为本"是对其本质认识。

二、病证诊断鉴别

以痛痒辨明虚实,辨证提出"虚非为寒,乃热之微甚"。如汪机说:"疮以痛为实,痒为虚。虚非为寒,乃热之微甚也。"(《外科理例·血风疮》卷七)汪机将血风疮的发生归为肺、脾二脏,把风邪内作、血气相搏是否产生外在表现作为二者区别点,并以痛痒辨明虚实,对于本病辨证提出"虚非为寒,乃热之微甚",是作者独特的观点,利于辨证分型施治。吴谦则对本病证候特点进行详细地描述,如《医宗金鉴·外科心法要诀·血风疮》:"此证由肝、脾二经湿热……形如粟米,搔痒无度,抓破时,津脂水浸淫成片,令人烦躁、口渴、搔痒,日轻夜甚。"

三、治疗原则发挥

初起祛风凉血解毒,后期养血祛风,并主张治疗凭脉症与凭症相结合。如吴谦说:"此证由肝、脾二经湿热,……宜服消风散,外敷雄黄解毒散。若日久风邪郁在肌肤,则耗血生火,搔痒倍增,夜不得寐,挠破津血,心烦,大便燥秘,咽干不渴,此属火燥血短。宜服地黄饮,外擦黄连膏、润肌膏,合而用之悉效。兼忌椒、酒、鸡、鹅动风等物。"(《医宗金鉴·外科心法要诀·血风疮》)吴谦主张初起之时,以消风散祛风凉血解毒,后期主张以地黄饮养血祛风。汪机也提出了自己的观点,如《外科理例·血风疮》(卷七):

"脉浮者，祛风为主，益气佐之。脉涩者，祛风为主，养血佐之。脉浮而涩者，祛风养气血。"确立治则治法，需据其证候、证型，汪机独辟蹊径，以脉象的不同，确立了风瘙痒的治疗原则。凭脉与凭症相结合是汪机治疗上独特的一面，据此将本病分型，以风热血热、血虚肝旺、湿热下注为主，故其治疗法则可有疏风清热、凉血、养血润燥、平肝息风止痒、清热利湿止痒。

四、临床证治经验举例

（一）内治

1. 吴谦用消风散治疗风热血热证 风热血热证以青壮年多见，皮肤瘙痒，遇热饮酒加重，心烦，舌红脉数。《医宗金鉴·外科心法要诀·血风疮》推荐消风散，组成：荆芥、防风、当归、生地、苦参、苍术（炒）、蝉蜕、胡麻仁、牛蒡子（炒，研）、知母（生）、石膏（煅，各一钱），甘草（生）、木通（各五分），水二盅，煎八分，食远服。

2. 吴谦用地黄饮治疗血虚肝旺证 血虚肝旺证以老年人多见，好发于冬季，皮肤干燥瘙痒，血痕累累，烫洗后加重，烦躁失眠。舌淡，脉弦细。《医宗金鉴·外科心法要诀·血风疮》推荐地黄饮，方药组成：生地、熟地、何首乌（生，各三钱），当归（二钱），丹皮、黑参、白蒺藜（炒，去刺）、僵蚕（炒，各一钱五分），红花、甘草（生，各五分），水煎，早、晚服。

（二）外治

如程原仲的《程原仲医案·附验方·血风疮》："血风疮，并脚上一切顽茧疮方，明矾一勺置干净锅烙枯，每方用制过者十两，皂矾半勺，用苏州酒瓶盛，以泥封口，火炼半日开视。带红色取出，每方用制过者二两，大枫子肉，天麻肉，甘草，黄柏各五钱俱用火炒黑色为末，苍术，厚朴苦参，雄黄各一两，乳香没药煎炙去油，黄丹各五钱，轻粉二钱，猪胆粉一钱，冰片五分，麝香三分，共为极细末，重罗过瓷瓶盛，用松油渐调渐用，取松油法，採松油节，每次约五六勺，破碎如指尖大，用水缸一双，内用铜盘一个，以水侵盘底与缸平，铜盘上用米筛一个，将松节堆如指塔在筛上。外面用稻草灰，将松节油盖密，尖头上置一火，倘松节有烟出，速将灰全盖，无令烟火出，则下即无油火，需令人看守，候松节烧过，筛亦不坏，取油瓷瓶收贮，用纸密封，勿使失气。传药之先，用槐叶，无叶时槐条代。用花椒、葱、艾煎水洗，拭干方传药，外用棉纸包足，外又将布带缚紧，二日方开，再洗再传，虽患十年之疮，不数日即愈。"

思考题

1. 如何认识新安医家对风瘙痒的形成？
2. 吴谦对风瘙痒的治疗有何贡献？

（张 琦 周富海 彭 辉）

第二节 癣

中医根据发病部位不同，名称各异。吴谦的《医宗金鉴·外科心法要诀·癣》将癣分为六种：干癣、湿癣、风癣、牛皮癣、松皮癣、刀癣，主要根据癣的病因和形态特点加以命名，吴谦对紫白癜风以及桃花癣命名亦有提及，如《医宗金鉴·外科心法要诀·紫白癜风》："此证俗名汗斑，有紫、白二种。"《医宗金鉴·外科心法要诀·癣》："……又有面上风癣，初如蓓蕾，或渐成细疮，时作痛痒，发于春月，又名吹花癣，即俗所谓桃花癣也，妇女多有之。"程让先则对鹅掌风详加论述，主要根据发病部位和形态加以命名，如《外科秘授著要·广疮门·鹅掌风》："患广疮愈后余毒未尽，多生于手足底掌处，其皮重叠，故名千层癣，俗名鹅掌风。"

一、病因病机认识

新安医家认为，本病为风、湿、热、虫、毒，诸邪相合，郁于腠理，淫于皮肤所致。如吴谦说："此证总由风热湿邪，侵袭皮肤，郁久风盛，则化为虫，是以搔痒之无休也。"（《医宗金鉴·外科心法要诀·癣》）吴谦对癣病因病机加以总结，认为其发病由于生活、起居不慎，外感风、湿、热、虫、毒，诸邪相合，郁于腠理，淫于皮肤所致，强调外邪致为本病，指出搔痒是其主要证候。但应注意日久湿热化燥或素体气血亏损，气血失和，肌肤失养，血虚风燥亦可致为本病。

吴谦对紫白癜风的病因病机有专述，如："此证俗名汗斑……总由热体风邪、湿气，侵入毛孔，与气血凝滞，毛窍闭塞而成。"（《医宗金鉴·外科心法要诀·紫白癜风》）本病总由热体被风湿所浸，郁于皮肤腠理；或因汗衣著体，复经日晒，暑湿浸滞毛窍而成。吴谦认为此病证候紫、白二色其病因病机有所不同，正如明代《外科正宗》所言："紫白癜风乃一体二种，紫因血滞，白因气滞，总由热体风湿所侵，凝滞毛孔，气血不行所致。"

对于鹅掌风的病因病机，新安医家亦有专述，认为鹅掌风皆由杨梅疮余毒未尽，湿热毒虫，郁阻皮肤发为本病。如吴谦的《医宗金鉴·外科心法要诀·鹅掌风》："此证生于掌心，由生杨梅余毒未尽，又兼血燥，复受风毒，凝滞而成。"程让先的《外科秘授著要·广疮门·鹅掌风》："患广疮愈后余毒未尽，多生于手足底掌处，其皮重叠，故名千层癣，俗名鹅掌风，此由于毒积聚于肝肾，血热而皮破也。"广疮又称杨梅疮，二者均认为本病亦为杨梅愈后余毒未尽，积聚于肝肾、血热而皮破所致，并强调肝肾二脏在发病中的重要性。

二、病证诊断鉴别

将癣归为六种：干癣、湿癣、风癣、牛皮癣、松皮癣、刀癣。吴谦将癣归为六种，并详述其证候特点，如《医宗金鉴·外科心法要诀·癣》："其名有六：一曰干癣，搔痒则起白屑，索然雕枯；二曰湿癣，搔痒则出粘汁，浸淫如虫行；三曰风癣，即年久不愈之顽癣也，搔则痹顽，不知痛痒；四曰牛皮癣，状如牛领之皮，厚而且坚；五曰松皮癣，状如苍松之皮，红白斑点相连，时时作痒；六曰刀癣，轮郭全无，纵横不定。"追溯先前论著，《诸病源候论·癣候》有云："癣病之状，皮肉隐疹如钱文，渐渐增大，或圆或斜，痒痛，有匡郭。"吴谦则将癣归为六种：干癣、湿癣、风癣、牛皮癣、松皮癣、刀癣。这是根据其致病因素、形态等分类，其归类于现在有所不同，如牛皮癣已不再归属于癣的范畴，但因此类疾病的发生皆与风、湿、热、虫、毒有关，故作者以此为出发点。

三、治疗原则发挥

内治祛风渗湿解毒，外治杀毒、祛风、止痒、润泽肌肤。如吴谦说："……总以杀虫渗湿，消毒之药敷之。轻者羊蹄根散，久顽者必效散搽之。亦有脾、肺风湿过盛而肿痛者，宜服散风苦参丸，解散风湿，其肿痛即消。又有面上风癣……此由肺、胃风热，随阳气上升而成，宜服疏风清热饮，外用消风玉容散，每日洗之自效。"(《医宗金鉴·外科心法要诀·癣》)癣之为病，无外风、湿、热、虫、毒，诸邪相合，郁于腠理，淫于皮肤所致，故总的治法治则以杀虫渗湿，消毒之药敷之。吴谦强调外用药物的应用，羊蹄根味苦、微涩，寒，具有凉血止血、杀虫治癣之功效，常用于疥疮、顽癣，吴谦以此为主药，主治癣之轻者。必效散性味较猛烈，主治顽癣者，配合内服之剂散风苦参丸以清热渗湿、消毒杀虫。对于桃花癣，吴谦主张以外治为主。

四、临床证治经验举例

（一）内治

1.吴谦用散风苦参丸治疗风湿毒聚证　风湿毒聚证见于白秃疮，肥疮，鹅掌风，脚湿气。皮损泛发，浸淫糜烂，黄痂堆积，水疱密集，瘙痒难忍，苔腻，脉滑数。《医宗金鉴·外科心法要诀·癣》推荐散风苦参丸，组成：苦参（四两），大黄（炒香）、防风、枳壳（麸炒）、元参、独活、黄连（各二两），黄芩、栀子（生）、菊花（各一两），共研细末，炼蜜为丸，如梧桐子大，每服三十丸，食后白滚水送下，日用三服，茶酒任下。

2.吴谦用祛风地黄丸治疗血虚风燥证　血虚风燥证见于鹅掌风，脚湿气脱屑角化型。皮损角化肥厚，脱屑皲裂，头晕乏力，舌淡，苔白，脉细。《医宗金鉴·外科心法要诀·鹅掌风》推荐祛风地黄丸，组成：生地、熟地（各四两），白蒺藜、川牛膝（酒洗，各三两），知母、黄柏、枸杞子（各二两），菟丝子（酒制）、独活（各一两），共研末，炼蜜和丸，如梧桐子大，每服三钱，黄酒送下，夏月淡盐汤送下。

（二）外治

吴谦的《医宗金鉴·外科心法要诀·癣》："轻者羊蹄根散，久顽者必效散搽之……吹花癣……此由肺、胃风热，随阳气上升而成，宜服疏风清热饮，外用消风玉容散，每日洗之自效。"其方药组成如下。羊蹄根散：羊蹄根（末，八钱），枯白矾（二钱），共研匀，米醋调擦癣处。必效散：川槿皮（四两），海桐皮、大黄（各二两），百药煎（一两四钱），巴豆（去油，一钱五分），斑蝥（全用，一个），雄黄、轻粉（各四钱），共研极细末，用阴阳水调药，将癣抓损，薄敷，药干必待自落。消风玉容散：绿豆面（三两），白菊花、白附子、白芷（各一两），熬白食盐（五钱），共研细末，加冰片五分，再研匀收贮。每日洗面以代肥皂。

程让先推荐净掌汤外洗，如《外科秘授著要·广疮门·鹅掌风》："净掌汤：金银花、白蒺藜、防风、荆芥、常山、川乌、草乌，各八分，上用童便浸一日入水煎，每日洗二次，此药洗三日再换。"吴谦推荐密陀僧散治疗紫白癜风，如《医宗金鉴·外科心法要诀·紫白癜风》："密陀僧散组成：雄黄、硫黄、蛇床子（各二钱），密陀僧、石黄（各一钱），轻粉（五分），共研末，醋调搽患上。"

> **思考题**
> 1. 新安医家如何将癣分类？其病证如何鉴别？
> 2. 癣的病因形成有哪些？根据这些病因，新安医家如何建立治疗原则？

（张　琦　周富海　彭　辉）

第三节　疥　疮

疥疮是由疥虫寄生在人体皮肤所引起的一种接触传染性皮肤病。吴谦根据病因、形态将疥疮分为五种，如《医宗金鉴·外科心法要诀·疥疮》："此证有干、湿、虫、砂、脓之分，其形虽有五种……"

一、病因病机认识

新安医家认为，蕴毒化火，外感风湿、虫毒传染发为本病，提出疥疮发病的地域因素，强调湿邪是致病的主要原因。

吴谦说："此证有干、湿、虫、砂、脓之分，其形虽有五种，总由各经蕴毒，日久生火，兼受风湿，化生斯疾，或传染而生。"（《医宗金鉴·外科心法要诀·疥疮》）《诸病源候论》将"疥虫"和"疥疮"联系起来，指出病因为"并皆有虫"，对其症状体征，给予真实扼要的记述，实际上疥疮皆通过疥虫接触传染，病机皆由内蕴湿热，外染虫毒，郁于肌肤而致，吴谦对先前医家论著加以总结，认为此病发生与蕴毒化火，外感风湿、虫毒传染有关。

程让先提出疥疮发病的地域因素，如《外科秘授著要·疥》："天之阳在南阴在北，地之阳在北阴在南，故北方地高燥生疥者少，南方地卑湿生疥者多。是以男人贫富俱受湿及衣汗之湿，凡患疥疮因起于湿，但湿气久则变为热，热蓄于肠肺，肺主皮毛，是以疥疮致肺气虚，人多视，治之失宜，复心之病由是而作。"程让先强调发病的地域因素，实际强调湿邪是致病的主要原因，湿久化热，由是湿热内蕴于肠肺，外阻于肌肤而致为本病，并指出本病易致脏腑亏虚，反复发作。

二、病证诊断鉴别

按照病因、形态将疥疮分为干疥、湿疥、虫疥、砂疥、脓疥五形；按照脓量的多少将疥疮分风热型、湿热两型。吴谦按照病因、形态将疥疮分为五形，如《医宗金鉴·外科心法要诀·疥疮》："凡疥先从手丫生起，绕遍周身，瘙痒无度。如肺经燥盛，则生干疥，瘙痒皮枯，而起白屑；如脾经湿盛，则生湿疥，〔兴〕肿作痛，破津黄水，甚流黑汁；如肝经风盛，则生虫疥，瘙痒彻骨，挠不知疼；如心血凝滞，则生砂疥，形如细砂，焮赤痒痛，抓之有水；如肾经湿热，则生脓窠，疥形如豆粒，便利作痒，脓清淡白；或脾经湿盛，亦生脓窠疥，但顶含稠脓，痒疼相兼为异。疥虽有余之证，而体虚之人亦生，以便秘为实，便利为虚。亦有虚而便燥者，如风秘则便燥，血分枯燥则便涩。又在疮形色重色淡，及脉息之有力、无力辨之。"吴谦善于总结前人思想，分门别类，此前古籍著作，鲜有将疥疮分类如此详细，为诊断提供了重要依据，指导辨证施治。程国彭按照脓量的多少将疥疮分两种情况即风热型、湿热型，如《外科十法·外科症治方药·疥疮》："疥疮，有细小不足脓者，多属风热。有肥大灌脓者，多属湿热。"程国彭独辟蹊径，按量脓的多少加以分型，是其认识上较为独特的一面，很好地指导了临床辨证施治。

三、治疗原则发挥

治疗主张内外并重，按人体的胖瘦、上下分型，辨证施治。如吴谦说："初起有余之人，俱宜防风通圣散服之；虚者服荆防败毒散透发之。及形势已定，则无论虚实，干疥服消风散，湿疥服苍术膏，疥虫服芦荟丸，砂疥服犀角饮子，脓窠疥服秦艽丸，经久不愈，血燥者，服当归饮子。外治：干疥者，擦绣毯丸；湿者，擦臭灵丹，润燥杀虫俱效。疥生上体多者，偏风热盛；下体多者，偏风湿盛。肥人多风湿，瘦人多血热，详辨治之。"（《医宗金鉴·外科心法要诀·疥疮》）疥疮系通过疥虫接触传染，其病理因素涉及湿毒、热毒、虫毒，故治则大法应以清热化湿解毒杀虫为主，吴谦治法思想亦基于此，将疥疮分为干、湿、虫、砂、脓五形，还有不同的变证，每种情况治法皆不同，主张内服与外用并重。内服方剂涉及八种，外用方剂更是种类繁多，提出无论内治外治，皆应辨证论治，强调可按人体的胖瘦、上下分型。汪机将疮疥分为五种治法，即消风除湿、祛风润燥、益阴降火、滋阴泻火、祛风清热。如《外科理例·疥疮》（卷七）："瘙痒或脓水浸淫者，消风除湿。痒痛无脓者，祛风润燥。瘙痒或疼，午后尤甚者，益阴降火。焮痛，大便秘涩者，滋阴泻火。搔起白屑，耳作蝉鸣者，祛风清热。"

四、临床证治经验举例

（一）内治

1.汪机用防风通圣散治疗风热侵袭证　风热侵袭证见细小不足脓者，搔起白屑，耳作蝉鸣，寒热便秘。舌红，苔薄白，脉浮数有力。汪机的《外科理例·疥疮》（卷七）："一人焮痛，寒热便秘，脉数有力，以防风通圣散二剂少愈，更荆防败毒散加黄芩、山栀四剂而愈。有患此，但脉沉实，以前药加大黄渐愈，再服人参败毒散而平。"组成：防风、当归、白芍（酒炒）、芒硝、大黄、连翘、桔梗、川芎、石膏（煅）、黄芩、薄荷、麻黄、滑石、荆芥、白术（土炒）、山栀子（各二钱五分），甘草（生，二两），共为末。

2.吴谦用苍术膏治疗湿热毒聚证　湿热毒聚，证见皮损继发感染，或湿疹化，浸淫糜烂，或脓疱叠起，或起红丝，瘰核肿痛，舌红，苔黄腻，脉数。《医宗金鉴·外科心法要诀·疥疮》推荐苍术膏：南苍术，切片，入砂锅内水煮减半，取汁再加水煮如前，以术无味为度，并汁一处，用小砂锅再煎，如干一寸加汁一寸，煎成膏，加蜂蜜四两和匀，十斤，每服二羹匙，空心，白滚水调服。

（二）外治

程让先发明擦方，如《外科秘授著要·疥》："是有方屡有奇效，先服解毒煎药五六剂，随将后方搽药，不几痊愈。……擦方：大枫子肉（六十粒），真轻粉（二钱），樟脑（二钱），冰片（二钱），水银（二钱）。"

程国彭主张疏风清热渗湿，以外治为主，应用麻黄膏、黄柏散，如《外科十法·外科症治方药·疥疮》："疥疮……俱用麻黄膏搽之，十日可愈，而不隐疮，仍多服金银花为妙。"更有天泡疮，肿起白泡，小者如绿豆大，大者如蚕豆大，连片而生，或生头顶，或生耳前后，宜用黄柏散敷之立瘥。麻黄膏：雄猪油（四两），斑蝥（三个），麻黄（五钱），蓖麻子（一百粒去壳研烂），枫子（一百粒去壳研烂），先将猪油化开，下斑蝥煎数沸，随去斑蝥，再下麻黄，煎枯滤去渣。将大枫、蓖麻肉和匀听搽。黄柏散：黄柏一大块，以猪脂涂搽，炙为末，麻油。

思考题

1. 试述新安医家对疥疮病因病机的认识。
2. 如何鉴别干疥、湿疥、虫疥、砂疥、脓疥五形？
3. 汪机对疥疮的治疗有何贡献？

（张 琦 周富海 李立祥）

第四节 梅 毒

梅毒，中医文献称广疮、疳疮、霉疮、杨梅疮等。程让先的《外科秘授著要·广疮门》："稽之广疮，古无此症。起于国朝武朝间，故自来无方法，无论治，是以嘉隆年间，粗工妄治。其始发于领表流传，故名黄疮。"他又对杨梅疮、翻花疮、棉花疮加以命名，如《外科秘授著要·广疮门》："其疮之状如杨梅，故名杨梅疮；若内翻于外，又名翻花疮；形如蜡色，名棉花疮。若细小者名黄豆，稍大者名砂仁，此二种感毒浅皆形相似而名之耳。"

一、病因病机认识

新安医家认为，本病总不出气化、精化二因，归属于肝肾二经。如程让先说："盖领表岚瘴熏蒸，饮啖辛热，热邪积蓄，发此恶毒，随至传染，自南而北遍及海宇，皆由肝肾二经之湿热，致胃肠火郁之积毒，究其病因，或与患疮者交感，蒸其邪秽而成，或患下疳，触其晦气；或有疮者，登厕去后，毒气浮于厕中，偶犯熏入大肠。"（《外科秘授著要·广疮门》）广疮又名杨梅疮，程让先认为此症归属肝肾二经，外感岚瘴、内伤饮食，热邪积蓄而发是其病机。或交感、或触、或登厕，感受邪秽毒气而发是其病因，并强调本病传染特性。对于疳疮，程让先认为本病系因邪毒外侵、妄用兴阳之药而致，如《外科秘授著要·下疳》："男子玉茎肿痛，所生疳疮，皆因所欲不遂或交接不洁，以致邪毒所侵，或妄擦兴阳之药，故生此疮。"

吴谦将杨梅疮发病归为气化、精化二因，如《医宗金鉴·外科心法要诀·杨梅疮》："……其名形虽异，总不出气化、精化二因。但气化传染者轻，精化欲染者重。"他还对杨梅结毒的病因病机加以论述，如《医宗金鉴·外科心法要诀·杨梅结毒》："此证因生杨梅方炽，误服水银升炼悍燥劫药，希图速效，疮痂尽落，一时侥幸而愈，不知遗害久远，引毒潜藏骨髓关窍之中，其毒积久，因经虚外攻，故名结毒倒发。"若梅毒侵于骨髓、关节，或流窜脏腑为患者，统称"杨梅结毒"，即梅毒疮病晚期并发内脏病证者，又名杨梅痈漏。吴谦认为其发生系失治而误服丹药，梅疮毒邪侵入四肢骨关节，或走窜经络脏腑而致。

二、病证诊断鉴别

将本病分为广疮、时疮、棉花疮、翻花杨梅、天疱疮、杨梅痘、杨梅疹、杨梅斑、杨梅圈，指出气化、精化者证候鉴别。如吴谦《医宗金鉴·外科心法要诀·杨梅疮》："此证一名广疮，因其毒出自岭南；一名时疮，以时气乖变，邪气凑袭之故；一名棉花疮，因其缠绵不已也；一名翻花杨梅，因窠粒破烂，肉反突于外，如黄蜡色；一名天疱疮，因其夹湿而生白疱也。有形如赤豆，嵌于肉内，坚硬如针，名杨梅痘；有形如风疹作痒，名杨梅疹；先起红晕，后发斑点者，名杨梅斑；色红作痒，其圈大小不一，二三相套，因食秽毒之物，入大肠而发，名杨梅圈。其名形虽异，总不出气化、精化二因。但气化传染者轻，精化欲染者重。"吴谦根据本病传染特性、形态特点、色泽、质地、病因，将本病分为：广疮、时疮、棉花疮、翻花杨梅、天疱疮、杨梅痘、杨梅疹、杨梅斑、杨梅圈，并指出气化、精化二因证候鉴别。

程让先指出其归经特点，如《外科秘授著要·广疮门》："……其症多属肝肾二经，如兼肺胃则发于口唇，兼膀胱则发于脑后，兼大肠则发于面部，兼小肠则发于鼻头，兼三焦则发于耳前，兼胆腑则发于耳后。"程让先认为本病的证候特点与归经关系密切，本症多属肝肾二经，部位不同，其兼有归经亦有不同，实际根据经络走行特点而言。

三、治疗原则发挥

在治疗上，主张导湿法，认为积在不可补，不可妄用补剂，从经络中搜痰，不用清火解毒寒凉之药，推崇使用土茯苓。如汪机说："肿痛或发热者，肝经湿热也，清肝除湿。肿痛发寒热者，邪气伤表也，发散之。肿痛小便赤涩者，肝经湿热壅滞也，疏肝导湿。……前贤云：如自汗，小便少，不可以药利之。既已自汗，则津液外亡，小便自少，若利之卫涸竭，无以制火，烦热愈甚。当俟热退汗止，小便自行也。兼此乃阳明经，大忌利小便也。"（《外科理例·下疳》卷三）汪机认为下疳病的病机特点主要为肝经湿热，治宜清肝除湿为主，兼表证者，可发散，但应慎利小便。

程让先对广疮的治疗提出自己的见解，如《外科秘授著要·广疮门》："济生汤又名八神汤，此毒聚诸经络悉成为痰，故用药至八味，内以六品从经络中搜痰，不用清火解毒寒凉之药，是仙决也，学者需细察病情，用药斯有神奕。"程让先仅以一剂济生汤加减治疗广疮，可见其用药之神，他认为不要为虚象所迷惑而妄用补剂，以免助邪热之毒，他还提出感受秽邪之毒是发病根本，而毒聚经络皆成为痰，故解秽浊之毒、祛痰利湿、化斑化瘀是主要治则，"从经络中搜痰，不用清火解毒寒凉之药"是立方思想，济生汤中所用药物仅以八剂，以祛痰之剂为多辅以解毒、祛风之品。用药方面，程让先则重用土茯苓，如《外科秘授著要·广疮门》："因相火寄于肝经，肌肉属于胃腑，肝挟相火来侵脾胃，固由毒气起于胃而发，所以必用土茯苓为君，其气平和，其味甘淡，专制胃腑，能去肠胃热毒。"程让先重用土茯苓，是取其祛湿活络，解毒止痛之功，土茯苓是治疗梅毒痈疮、关节疼痛的要药，《本草纲目》说它能"治拘挛骨痛，恶疮痈肿"。

强调须遵正法医治，不可欲求速效，妄用强腐之剂，以免发为结毒，难以救治。如吴谦说："……若患者不遵正法医治，欲求速效，强服轻粉、水银、白粉霜劫药等类，妄用熏、擦、哈、吸等法，以致毒含藏骨髓，复为倒发结毒，轻则累及妻子，甚则腐烂损形，不可不慎。"(《医宗金鉴·外科心法要诀·杨梅疮》)本病发病有气化、精化之别，总体以湿邪偏盛为主，故清肝解毒、利湿化斑是其主要治则治法。如气化者，毒在皮肤，未经入里；精化者，毒在骨髓，未透肌肤、吴谦主要据此分型论治，杨梅疮初发之时，易攻头面，治疗需加护面之剂；溃烂之时，可选外用之剂，但治疗需详加辨证，即须遵正法医治，不可欲求速效，妄用强腐之剂，熏、擦、哈、吸之法，以免发为结毒，难以救治。

四、临床证治经验举例

（一）内治

1. **程让先龙胆泻肝汤治疗肝经湿热证** 肝经湿热证皮损为结节坚韧，四周肿患处灼热，或疹色鲜红，口苦纳呆，便干溲赤，苔腻脉弦。程让先的《外科秘授著要·下疳》："男子玉茎肿痛，所生疳疮，皆因所欲不遂或交接不洁，以致邪毒所侵，或妄擦兴阳之药，故生此疮。治之不当，则便毒广疮，次第而发，若久而不愈，损烂阳物，多致危笃。盖男女前阴，皆属肝经脉络，但用龙胆泻肝汤治之，若患久者，用铜青（一两）、儿茶（三钱）、珍珠（半分）、樟脑（半分）为末掺用。"前阴者宗筋之所主，疳疮属肝经脉络，故需从肝论治，本病以肝经湿热为，治宜清肝除湿，以龙胆泻肝汤为主药，疾病年久者，用腐蚀、辟秽、解毒之药外用。

2. **程让先用济生汤治疗痰瘀互结证** 痰瘀互结证多见疳疮，杨梅结节色紫或肝脾肿大，舌淡紫或暗，脉涩。程让先的《外科秘授著要·广疮门》："济生汤又名八神汤，此毒聚诸经络悉成为痰，故用药至八味，内以六品从经络中搜痰，不用清火解毒寒凉之药，是仙决也，学者需细察病情，用药斯有神亦。土茯苓（二两）、金银花（三钱）、全蝎（一钱）、僵蚕（一钱）、蝉蜕（一钱）、肥皂核（九分）、皂荚核（一个）、甘草节（九分），有用河水七碗煎至三碗，分作三次，早晨日中临卧各温服一碗，轻者八剂愈。"

3. **吴谦用归灵内托散治疗气血两虚证** 气血两虚证见病程日久，结毒溃面苍白，脓水清稀久不收口，伴面色萎黄，头晕眼花，心悸气短。舌淡，苔薄，脉弱。《医宗金鉴·外科心法要诀·杨梅疮》推荐归灵内托散，组成：人参、木瓜、白术（土炒）、金银花、防己、天花粉、白鲜皮、薏苡仁（各一钱），当归、熟地、白芍（酒炒）、川芎（各一钱），土茯苓（二两），威灵仙（六分），甘草（五分），水三盅，煎二盅，作二次，随病上下服之，渣再煎服。下部加牛膝五分，元气虚者倍加参、归，毒气盛者倍金银花，加蒲公英。外以麦冬五钱（去心），薏苡仁五钱，土茯苓一两，煎汤常服以代茶。

4.吴谦用猪胰子汤治疗气阴两虚证　气阴两虚证多见病程日久，低热不退，溃面干枯，久不收口，发枯脱落，头晕目眩，口干舌燥，腰膝痿软。舌红少苔，脉细数无力。《医宗金鉴·外科心法要诀·杨梅结毒》推荐猪胰子汤，组成：猪胰子（切碎，一两），黄芪（盐水炒）、金银花（各三钱），当归、白芍（酒炒，各一钱五分），天花粉、贝母（去心研）、穿山甲（炙，研）、白鲜皮、青风藤、白芷、木瓜、皂刺、甘草节（各一钱），黄瓜蒌（连仁研烂，一个），防己（七分），鳖虱胡麻（炒，研，二钱），白色土茯苓四两，河水四大碗，煎汤三碗，去滓将群药入汤内，煎一大碗，通口服；胃弱者分为二服。日三服。

（二）外治

程原仲的《程原仲医案·附验方·蜡烛疳》："下疳方珍珠五分，用面包入炭火煨热为度，轻粉五分，男人指甲灰三分，忌用女人，黄丹三分，灯草二两，黄柏二两浓煎汤将灯草浸透，汤尽晒干，烧灰存性三分，红蝎子灰三分，青布灰三分共和匀收贮，梅花冰片三厘研末临时加入。如剥皮多脓，流血水者名蜡烛疳，先用青草洲上青鹅屎，将丸封固，火炼白色敷上，脓血水即止，倘脓血水多者，药亦不能停留，将红胭脂做膏药贴，免使水流，候水干仍用前药收口，此神验之方。"方中珍珠、轻粉五分、黄丹是取其腐蚀邪毒之性。黄柏、蝎子灰、冰片等取其去湿、辟秽、解毒之功。

> **思考题**
>
> 1.新安医家对梅毒的病证鉴别作出了很多贡献，试述其鉴别方法。
> 2.新安医家治疗梅毒主张导湿法，推崇使用土茯苓，其理论根据是什么？
> 3.为什么在治疗梅毒时妄用强腐之剂？

（张　琦　周富海　李立祥）

第五节　漆　疮

漆疮是指皮肤或黏膜因接触漆而发生的一种急性炎症反应。新安医家胡正心对本病有所提及，如《订补简易备验方·诸疮》（卷十五）："漆疮……如火烧之状是也。"

一、病因病机认识

新安医家认为，腠理不密，感漆辛热之毒发为本病。

关于漆疮病因病机的认识，吴谦说："此证由人之腠理不密，感漆辛热之毒而生。"

（《医宗金鉴·外科心法要诀·漆疮》）漆疮亦名漆咬，皆因感受漆毒而发，早在隋代《诸病源候论·漆疮候》即有详细描述："漆有毒，人有禀性畏漆，但见漆，便中其毒。亦有性自耐者，终日烧煮，竟不为害也。"以后诸家均有阐述，明代《外科正宗》详细描述了临床症状，《外科大成》则指出其发病与体质有关。吴谦认为本病系因腠理不密，感漆辛热之毒而生，指出发病两个条件即禀性畏漆、感受漆气，实际上是强调本病发生与对漆的过敏性耐受性有关。汪机认为本病中气亏虚，不能抵御漆毒内侵而致，如《外科理例·卷六·漆疮》："一人漆疮作呕，由中气弱，漆毒侵之……"实际上二者在病因病机的认识上是有共同点的。

二、病证诊断鉴别

漆疮始发于面，后遍及胸腹四肢。

如胡正心说："漆疮，轻则即痒，始于面而胸腹肢臂应之，头面肿起，赤烧于目，搔之，随手生蓓癗，已而细疮如粟，重者遍身作疮。小如麻豆，大如枣李，肿焮痛楚，旋差旋发，如火烧之状是也。"（《订补简易备验方·诸疮》卷十五）胡正心指出漆疮初起以痒为主，继以红肿热痛，有如火烧之状。始发于面，后遍及胸腹四肢，疮形细如粟，小如麻豆，大如枣李。早在《诸病源候论·漆疮候》即有云："喜面痒，然后胸、臂、皆悉瘙痒，面为起肿，绕眼微赤，诸所痒处，以手搔之，随手掔展，起赤瘰；瘰消已，生细粟疮甚微。"可见二者对其证候认识有相同之处。吴谦对本病的证候认识与胡正心基本一致，如《医宗金鉴·外科心法要诀·漆疮》："初发面痒而肿，抓之渐似瘾疹，色红，遍传肢体焮痛，皮破烂斑，流水，甚者寒热交作。"

三、治疗原则发挥

治疗主张内外结合，内治健脾益气、清热祛湿、凉血解毒为主；外治去热解毒。如吴谦说："……宜韭菜汁调三白散涂之，内服化斑解毒汤。忌浴热水，戒油腻厚味发物。或用神麯研为末，生蟹黄调涂患处尤效。"（《医宗金鉴·外科心法要诀·漆疮》）漆疮因禀性畏漆，皮毛腠理不密，感受漆气而成，即内因禀赋不耐，皮毛腠理不密；外因感受漆气之毒，致邪热搏结于皮肤而发，湿热毒蕴是其主要证型，故吴谦主张内服化斑解毒汤以清热祛湿、凉血解毒；外敷三白散去热解毒，并指出饮食、行为禁忌。汪机通过一简要病案阐述其观点，如《外科理例·漆疮》（卷六）："一人漆疮作呕，由中气弱，漆毒侵之，以六君子加砂仁、藿香、酒炒芍药，彼不为然，服连翘消毒散，呕果盛，复邀治，以前药，外以香油调铁锈末涂之而愈。"汪机认为本病系中气亏虚，不能抵御漆毒内侵而致，虚是其本，故治疗大法以健脾益气祛湿为主，首推六君子汤加减。疾病日久加重，可考虑外用药物涂敷。

四、临床证治经验举例

（一）内治

1.吴谦用化斑解毒汤治疗湿热毒蕴证 湿热毒蕴证起病急，皮损鲜红肿胀，上有水疱或大疱，可破溃糜烂渗液，自觉灼热瘙痒，伴发热，口渴，大便干结，小便黄短，舌红，苔黄，脉弦滑数。《医宗金鉴·外科心法要诀·漆疮》推荐化斑解毒汤，组成：升麻、石膏、连翘（去心）、牛蒡子（炒，研）、人中黄、黄连、知母、黑参（各一钱），竹叶二十片，水一盏，煎八分服。

2.汪机用六君子汤治疗血虚风燥证　血虚风燥证见病情反复发作，皮损肥厚干燥，有鳞屑，或呈苔藓样变，痛痒剧烈，有抓痕及结痂，舌淡红，苔薄，脉弦细数。汪机《外科理例·漆疮》（卷六）："一人漆疮作呕，由中气弱，漆毒侵之，以六君子加砂仁、藿香、酒炒芍药……"

（二）外治

程让先的《外科秘授著要·杂方》："漆疮肿烂，白果煎汤洗浴立消，又用真香油调樟脑搽即消。"程让先以白果、樟脑为主药。取白果收敛，消毒杀虫之功，取樟脑除湿杀虫，温散止痛，辟秽之功。胡正心也提出大量的外治方法，如胡正心《订补简易备验方·诸疮》（卷十五）："造酒小曲，擂末以掺之，干即鸡子白和涂之，总忌热面、肉、饮酒。又鲫鱼或溪鱼，捣烂敷上亦好，又汤渍芒硝或朴硝，令浓涂，干则易之。又磨刀石下渣泥涂或铁锈末调搽。又杉木劈片或干荷叶浓煎水，洗数次愈。又漆疮作痒，油调贯众末涂之。"

> **思考题**
>
> 1.新安医家在漆疮治疗上如何内外结合？
> 2.吴谦和汪机在内治法治疗漆疮有何不同？
> 3.程让先《外科秘授著要》对漆疮外治有何贡献？

（张　琦　周富海　李立祥）

第六节　便　毒

便毒，本病又称"鱼口""跨马毒"，如吴谦说："此证又名血疝，又名便痈，无论男女，皆可以生。"（《医宗金鉴·外科心法要诀·便毒》）程让先也指出本病的发病部位以及经脉所属，如《外科秘授著要·横痃便毒》："便毒生于小腹下，两腿跨合缝间，乃由肝经脉络所过之处，是肝经脉络流行道路。"

一、病因病机认识

新安医家认为，房劳不当、情志不遂致精血相搏、气滞血凝发为本病，病归肝肾二经。如吴谦说："发于少腹之下，腿根之上折纹缝中，经属肝、肾。由强力房劳，忍精不泄，或欲念不遂，以致精搏血留，聚于中途，壅遏而成；或为暴怒伤肝，气滞血凝而发。"（《医宗金鉴·外科心法要诀·便毒》）吴谦善于总结前人，将此病归为肝肾二经，其病因病机或劳役过度，或房欲不节，或欲火不遂，或强固其精，或暴怒伤肝，最终皆为内蕴热毒、精血相搏交错而致，强调内因的重要性，肝肾二经不遂为发病之本。程让先强调情志不遂在发病中的重要性，如《外科秘授著要·横痃便毒》："此证由败精搏血，热郁血聚者，固有不知。大劳则火起于筋，大怒则火起于肝，肝主筋，皆因肝气郁结，不流行荣卫，非独色欲而然也。"程让先认为本病独归于足厥阴肝经，其发病皆因肝气郁结，并非都与房劳不当有关。

二、病证诊断鉴别

按痛与不痛分轻重，按轻重新旧分论治。如程让先说："是以此证，男女老幼贵贱俱有患此者，或身发热，病者常疾不言，医者见身发热，往往误治，初肿起如果核，久之血积凝滞，始不消散，缠绵延久，肿硬极难溃脓，溃后不合口，轻者不甚痛，重者痛极，需分轻重新旧治。"（《外科秘授著要·横痃便毒》）程让先指出本病发病广泛，男女老幼贵贱皆可患有此病，并根据疾病的初起、发展、溃后三个阶段论述其证候特点，指出本病溃后难以收口，预后不佳，对此《疡医大全》亦有论述："漫肿坚硬时痛，甚则痛牵睾丸，上及少腹，形长如蛤，一两月方能溃破，其脓深可知，破后脓稠可愈，败浆最难收口，久必成漏。"文后按痛与不痛分轻重，按轻重新旧分论治，此皆为其认识上独特的一面。

三、治疗原则发挥

治疗上以解散、导湿、补益为主，用药实补兼施，强调避免克伐之剂太过。如汪机说："内蕴热毒，寒邪者，解散之；劳役而患者，补之。不遂交感或强固精气，致败而结者，解散之。湿热而致者，清肝导湿。……大抵此症多患于劳役之人，亦有内蕴热毒而生者。须辨虚实及脓成否，不可妄投药饵。治此概用大黄之类下之，以求内消，或脓成，令脓从大便出，鲜有见其痊者。人多欲内消者，恐收之难也。若补养气血，不旬日而收矣。若脓既成，岂有可消之理？再用克伐之剂，反为难治。"（《外科理例·便毒》卷四）汪机首先指出便毒分型治疗原则，以解散、导湿、补益为主，并按疾病的初起、成脓、溃后加以分型施治，每一阶段皆有不同的变证，汪机强调诊治便毒的关键在于辨清虚实及脓成与否，治疗上批判先前医家不详加辨证，脓成用内消之法以求痊者，变为难治之证，用药避免克伐之剂太过，不可妄投药饵。脓成主张补养气血，扶助正气，托毒外出；溃后主张补益之剂生肌收口。

四、临床证治经验举例

（一）内治

1.汪机用龙胆泻肝汤治疗湿热毒蕴证 湿热毒蕴证多未作脓，焮肿作痛，大小便秘，舌红，苔黄，脉滑数。汪机的《外科理例·便毒》（卷四）："一老妇肿痛，脓未作，小便滞，肝脉数。"以加减龙胆泻肝汤加山栀、黄柏，四剂而消。……一人焮肿作痛，大小便秘，脉有力。以玉烛散二剂顿退，更以龙胆泻肝汤四剂而消。

2.吴谦用黄芪内托散治疗湿毒炽盛证 湿毒炽盛证见全身症状较重，已成脓，肿块变软，有应指感，舌红，苔黄腻，脉洪数。吴谦的《医宗金鉴·外科心法要诀·便毒》："脓势将成，不可强消，宜黄芪内托散托之。"组成：黄芪（二钱），白术（土炒，一钱），当归、川芎（各二钱），金银花、皂刺、天花粉（各一钱），泽泻、甘草（炙，各五分），水二盅，煎八分，食前服。

3.吴谦用托里透脓汤治疗正虚毒恋证　正虚毒恋证素劳苦，患便毒发寒热，饮食少思，大便不实，遗精，舌淡苔薄，脉微。吴谦的《医宗金鉴·外科心法要诀·便毒》："甚虚者，托里透脓汤。既溃宜八珍汤、十全大补汤、补中益气汤，因证用之。"组成：人参、白术（土炒）、穿山甲（炒研）、白芷（各一钱），升麻、甘草节（各五分），当归（二钱），生黄芪（三钱），皂角刺（一钱五分），青皮（炒，五分），水三盅，煎一盅，病在上部，先饮煮酒一盅，后热服此药；病在下部，先服药后饮酒；疮在中部，药内兑酒半盅，热服。

（二）外治

吴谦五色灵药、万应膏、琥珀膏外治，如《医宗金鉴·外科心法要诀·便毒》："外用五色灵药撒之，化腐煨脓；兼琥珀膏、万应膏贴之，生肌敛口。斯证溃后，即名鱼口。因生于折纹缝中，其疮口溃大，身立则口必合，身屈则口必张，形如鱼口开合之状，故有鱼口之名。但此毒系忍精不泄，及怒气伤肝而成。"

思考题

1. 新安医家如何认识便毒的经脉归属？对临床治疗有何指导意义？

2. 为什么新安医家主张在治疗便毒时强调"避免克伐之剂太过"？

3. 汪机善用什么方剂治疗便毒？写出其证型、治则。

（张　琦　周富海　李立祥）

第五章　肛门直肠疾病

第一节　肛　痈

肛痈，属于中医学"脏毒""悬痈""坐马痈""跨马痈"等范畴。程国彭的《外科十法·外科症治方药·悬痈》："悬痈，生于肾囊之后，肛门之前，又名海底漏，最难收功。"吴谦对本病亦有命名，《医宗金鉴·外科心法要诀·悬痈》："此证一名骑马痈，生于篡间，系前阴之后，后阴之前屏翳穴，即会阴穴，系任脉经首穴也。"

一、病因病机认识

新安医家认为，发病与人的体质因素有关，三阴亏损为发病之本，湿热相火内灼、阳性之体易发本病。如吴谦说："由三阴亏损，兼忧思气结，湿热壅滞而成。其色红作脓欲溃，若破后溃深，久则成漏，以致沥尽气血，变为疮劳。"（《医宗金鉴·外科心法要诀·悬痈》）早在《灵枢·痈疽篇》中即有对肛痈病因病机有所论述，文中谓"痈疽发于尻，名曰锐疽，其状赤坚大"。认为"营气不从，逆于肉理，乃生痈肿"。吴谦认为三阴亏损为发病之本，忧思气结，湿热壅滞可致经络阻塞，瘀血凝滞，热胜肉腐而成脓。并指出本病易发为漏，成为难治之证。

程国彭对本病病因病机的认识则有其独特的一面，如《外科十法·外科症治方药·悬痈》："脏毒生于肛门之两旁，初时肿痛，继则溃脓。总由湿热相火，内灼庚金而然者。"昔有《易经》曰："庚金属阳，指戟、刀剑、矿石等，性质坚硬，庚金精神粗旷豪爽，意气轻燥，性情刚烈而重义气，个性好胜，具有破坏性，人缘佳。"可见此处庚金之意，即为阳性之人体。作者认为湿热相火内灼阳性之体为病因病机，将发病与人的体质因素联系起来。

二、病证诊断鉴别

确定了发病的范围、部位，并与经脉的走行相联系起来，明确指出其溃脓时间。

如吴谦说："此证一名骑马痈，生于篡间，系前阴之后，后阴之前屏翳穴，即会阴穴，系任脉经首穴也。初生如莲子，微痒多痛，日久焮肿，形如桃李。"（《医宗金鉴·外科心法要诀·悬痈》）吴谦对肛痈发病部位有专指，认为发生在会阴穴附近，将疮肿发展作以形象比喻，即初生如莲子，日久如桃李，可有助于临床诊断。

程让先也对悬痈证候特点详加论述，如《外科秘授著要·悬痈》："悬痈之毒生于肛门之前，阴囊之后，是阴蹻脉所过之处，乃阴中至阴之地。初起甚痒，渐至赤肿如桃，此处阴虚极易肿大，四五日间即时溃脓，向来不知治法，以致经月不痊，成漏者多……"程让先认为悬痈生于肛门之前，阴囊之后，实际上是确定了其发病的范围、部位，并与经脉的走行相联系起来，后详述本病发病过程，初起证候以痒为主，然后发展至红肿如桃，并明确指出其溃脓时间，认为此证预后不佳，皆因治法不当。

三、治疗原则发挥

内治之法，清解与滋补并用，外治之法以提脓祛腐，生肌收口为主，不主张多用寒凉之剂。如汪机说："肿或发热者，清肝解毒。肿痛者，解毒为主，不作脓或不溃者，气血虚也，肿痛小便赤滞者，肝经湿热也，宜分利清肝。……常见患者多不肯针，待其自破。殊不知紧要之地有脓，宜急针之，使毒外发，不致内溃，故曰宜开户以逐之。凡疮若不针烙，毒气无从解，脓瘀无从泄。今之患者，反谓紧要之处，不宜用针，何相违之远耶。"（《外科理例·悬痈》卷三）悬痈多属肝经湿热之型，汪机治以清肝解毒或分利清肝为主，主方龙胆泻肝汤，但此病多有肝肾阴虚、气血亏虚表现，故常辅以滋补阴血、益气之剂。成脓后及时针刺排脓，以"开户以逐之"，久不成脓或脓清久不收敛的，应及时配合使用灸法治疗，强调针法灸法在悬痈治疗中的重要性。

汪机不主张多用寒凉之剂，《外科理例·悬痈》（卷三）："大抵此症属阴虚，故不足之人多患之，寒凉之剂，不可过用，恐伤胃气，惟炙甘草一药，不损气血，不动脏腑，其功甚捷。"在这一点上，程让先也有共识，有病案证实，如《外科秘授著要·悬痈》："谈公武患跨马痈，外势不肿，毒气内功，脓多疮口甚小，突出如指大一块，触之痛不可忍，因多服寒剂，外敷凉药，毒气内攻，胃气俱损……"

四、临床证治经验举例

（一）内治

1.程国彭用国老散治疗火毒蕴结证　火毒蕴结证多见肛周突然肿痛，持续加剧，伴恶寒发热，便秘溲赤，肛周红肿灼热，触痛明显，舌红，苔黄，脉数。《外科十法·外科症治方药·悬痈》推荐使用国老散，组成：甘草（七段），用急流水一碗浸之，炙干，又浸又炙，以水尽为度，研细末，每日空心开水调下二钱，忌煎炒烟酒炙爆辛辣发气等物。

2.汪机用小柴胡加托里消毒散治疗热毒炽盛证　热毒炽盛证多见肛周持续剧烈跳痛，伴发热口渴便秘，小便困难。肛周有波动感或穿刺有黄稠脓，舌红，苔黄，脉弦数。汪机的《外科理例·悬痈》（卷三）："一人脓熟不溃，胀痛，小便不利，急针之，尿脓皆利，以小柴胡加黄柏、白芷、金银花、四剂痛止，以托里消毒散数剂而愈。"

3.程国彭用生熟地黄丸治疗阴虚毒恋证　阴虚毒恋证见肛门肿痛，伴午后潮热，心烦口干，夜间盗汗。局部皮色暗红，成脓时间长，溃后脓液稀薄，疮口难敛，舌红，苔少，脉细数。《外科十法·外科症治方药·悬痈》推荐使用生熟地黄丸，组成：大熟地（九蒸晒）、大生地（酒洗，各三两），山药（乳拌蒸）、茯苓（乳拌蒸）、丹皮（酒蒸，各一两半），泽泻（盐水蒸，一两），当归（酒蒸）、白芍（酒炒）、柏子（去壳隔纸炒）、丹参（酒蒸，各二两），远志（去心，甘草水泡蒸，四两），自败龟板（浸净童便炙炒研为极细末，四两），共为末，用金石斛四两，金银花十二两，熬膏，和炼蜜杵为丸，每早淡盐汤下四钱。

（二）肛痈外治

程国彭推荐海浮散，如《外科十法·外科症治方药·悬痈》："敷此，腐肉自化，新肉自生，此外科回生保命之灵丹也……此散毒净则收口，毒不净则提脓外出，其神妙难以言喻。"方药组成：乳香、没药（等分），上二味，安箬皮上炙干，为极细末，敷患处，再贴膏药。本方主要应用于悬痈成脓溃后，可提脓祛腐，生肌收口。

对于肛痈脓熟之时，汪机主张针刺之法，有病案为佐，如《外科理例·悬痈》（卷三）："一人脓熟不溃，胀痛，小便不利，急针之，尿脓皆利，以小柴胡加黄柏、白芷、金银花，四剂痛止，以托里消毒散数剂而愈。……一人脓熟不溃，脉数无力，此气血俱虚也，宜滋阴益气血之药，更针之。使脓毒外泄，彼反用败毒药，致元气愈虚，疮势愈盛，后溃不敛，竟致不救。"

思考题

　　1.试述"三阴亏损"在肛痈发病中的重要意义。

　　2.出现哪些症状和体征可以初步诊断肛痈？如何使用现代诊疗方法确诊该病？

　　3.程国彭善于使用什么方剂治疗该病？写出其药物组成、功效。

（张　琦　于庆生）

第二节　痔疮、肛漏

中医学对痔的论述较多，从字义来解释，痔与峙同义，即高突的意思。如《医宗金鉴·外科心法要诀·痔疮》："此证系肛门生疮，有生于肛门内者，有生于肛门外者。初起成〔晶〕，不破者为痔，易治；破溃而出脓血，黄水浸淫，淋沥久不止者为漏，难痊。"汪机引用《内经》之言对痔疮命名，如《医读·痔瘘》（卷四）："《内经》有曰因而饱食，筋脉横解，肠澼为痔……"

一、病因病机认识

新安医家认为，痔疮的发病贫富男女有所不同，强调饮食不节是重要病因，并指出与心肝二脏密切相关。痔漏发病有所不同，漏因痔而发。如汪机说："夫痔者，贫富男女皆有之，富者酒色财气，贫者担轻负重，饥露早行，皆心肝二血。喜则伤心，怒则伤肝。喜怒无常，风血侵于大肠，致谷道无出路，结积成块。出血生乳，各有形用，妇人因经后伤冷，月事伤风，余血在心经，血流于大肠，小儿痢后，或母腹中受热也。"（《外科理例·痔漏》卷四）文中"谷道"可见于《备急千金要方》卷二十三，即肛门。两千多年前的《黄帝内经》，最早阐述了痔疮的主要成因，如《素问·生气通天论篇》中说："因而饱食，筋脉横解，肠澼为痔。"从此奠定了认识痔疮的理论基础，后汪机以此为据，详述其病因病机，认为痔疮的发病贫富男女有所不同，首次按照性别、贫富生活方式的不同加以区分。亦即富者为酒色财气所伤；贫者为担轻负重，饥露早行所致；妇人经后伤；小儿痢后伤，并指出皆与心肝二脏有关。

汪机提出痔、漏发病原因不同，如《外科理例·痔漏》（卷四）："……若破而不愈，即成漏矣。"汪机认为肛瘘的成因和痔疾大体相同,即是在脏腑虚损的情况下,湿热下注,热毒蕴结而致病,并有痔久成瘘之说。《薛氏医按》曰:"痔属肝脾肾三经,故阴精亏损难治,多成漏证。"本病的发生,与肛门部的痈疽溃后久不收口,湿热余毒蕴结,气血运行不畅有关;或因肺、脾、肾三脏亏损及痔久而成。

二、病证诊断鉴别

将痔分为二十四种,按四气定四型,并将鼠乳、牡痔、牝痔、脉痔、肠痔、血痔、酒痔、气痔加以鉴别。如吴谦说:"斯证名因形起,其名虽有二十四种,……致生风、湿、燥、热,四气相合而成。如结肿胀闷成块者,湿盛也;结肿痛如火燎,二便闭者,大肠、小肠热盛也;结肿多痒者,风盛也;肛门围绕,折纹破裂,便结者,火燥也。"(《医宗金鉴·外科心法要诀·痔疮》)吴谦认为饮食不节、情志因素等致四气不和,发为本病,按四气定四型,并指出每一种证型特点。

汪机则指出几种常见痔的鉴别诊断,如《医读·痔瘘》(卷四):"《内经》有曰因而饱食,筋脉横解肠澼为痔,然其为病所感非一,内蕴热毒,外伤风湿,醉饱交接,多欲自贼。气血下坠,结聚肛门,日渐突出,为痔之根。肛边发漏,状如鼠乳,时溃脓血,此牡痔也;肛边疮肿,突出一枚脓溃始散,此次牝痔也;肠口发疮,痛痒不时,出血淋漓,此脉痔也;肠内结核,脱肛有血,寒热往来,此肠痔也;每逢大便,清血随下,此血痔也。如逢饮酒,疮肿血溃,此酒痔也;忧恐恼怒,即致痛坠,此气痔也。"

三、治疗原则发挥

主张内外兼顾,并将兼症咳嗽作为判断预后的一个重要方面。如吴谦《医宗金鉴·外科心法要诀·痔疮》:"初俱服止痛如神汤消解之,外俱用菩提露或田螺水点之。若坚硬者,以五倍子散,唾津调涂之,兼用朴硝、葱头煎汤洗之。顶大蒂小者,用药线勒于痔根,每日紧线,其痔枯落,随以月白珍珠散撒之收口;又有顶小蒂大者,用枯痔散枯之。内痔不出者,用唤痔散填入肛门,其痔即出,随以朴硝、葱头煎汤洗之。又有因勤苦劳役,负重远行,以致气血交错而生痔者,俱用止痛如神汤加减服之。又有血箭痔,生肛门或里或外,堵塞坠肿,每逢大便用力,则鲜血急流如箭;不论粪前粪后,由肠胃风热,而兼暴怒成之。初服生熟三黄丸,若唇白,面色萎黄,四肢无力,属气血两虚,宜十全大补汤倍川芎、参、芪服之,外用自己小便洗之,童便热洗亦可,其血自止。又有产后用力太过而生痔者,宜补中益气汤加桃仁、红花、苏木服之。又有久泻、久痢而生痔者,宜补中益气汤加槐花、皂荚子煅末服之。如痔已通肠,污从漏孔出者,用胡连追毒丸酒服之;服后脓水反多者,药力到也,勿以为惧。如漏有管者,用黄连闭管丸服之,可代针刀药线之力。凡痔未破已破及成漏者,俱用却毒汤烫洗,或用喇叭花煎汤(喇叭花即土地黄苗),日洗二次,兼戒房劳、河豚、海腥、辛、辣、椒、酒等物。有久患痔而后咳嗽者,取效甚难;久病咳嗽而后生痔者,多致不救。"

吴谦治疗痔疮,主张内外兼顾。内治之法,据发病新久、形态、病因等分型施治,以汤药口服;外治之法,或熏或洗或点或以手术之法,基本上概括了痔疮治疗的原则。对于初起之时或气血交错所致，吴谦主张使用止痛如神汤以活血止痛，清热利湿，此方剂现在临床亦常使用。文中所言血箭痔，即内痔患者于大便时出血，其血注如离弦之箭矢，其发病系由肠胃风热，兼暴怒而成，实者以生熟三黄丸，清热祛风燥湿；虚者以十全大补汤益气养血。产后、因虚生痔，吴谦主张应用补中益气汤以健脾补中、益气升提。对于痔久成瘘者，吴谦亦提出论治之法。最后指出本病的饮食、行为禁忌，并将兼症咳嗽作为判断预后的一个重要方面，此皆为其认识上独特的一面。

将痔漏合二为一，主张从内治外，治则以清热除湿为主，兼以润燥、祛风、泻火、清肝。如程让先说："虽受病之因不同，治法则一，须从上清下，从内治外，禁勿专于外治，至用钩针挂线，宁不伤命耶。"（《外科秘授著要·痔疮》）此文中"至"通"只"，程让先不主张仅行外治，否则会伤及性命，主张从内治外。汪机也主张内治为主，如《外科理例·痔漏》（卷四）："大便秘涩或作痛者，滋燥除湿。下坠肿痛或作痒者，祛风胜湿。肛门下坠或作痛，泻火导湿。肿痛小便秘涩者，清肝导湿。……夫受病者燥湿也，为病者湿热也，宜以泻火和血，润燥疏风之剂治之。若破而不愈，即成漏矣。有串臀者，有串阴者，有串阳者，有秽从疮口出者，形虽不同，治法颇似。其肠头肿成块者，湿热也；作痛者风也；大便燥结者火也；溃而为脓者热盛血也。当各推其所因而治之。……大抵此症所致之由不一，当究其因而治之。"汪机将痔漏合二为一，辨证施治。"痔瘘"始见于《神农本草经》，至清《外证医案汇编》提出"肛漏"病名。从古代文献中看到，中医学对发生于肛门直肠部位的病变，一般统称为痔瘘，而"痔瘘"狭义概念是指"肛瘘"一病。至于"痔漏"病患，可为痔疮，也可为瘘管，故需正确理解，知其差异。汪机强调痔漏之疾，病因为燥湿，属湿热为患，治宜以清热除湿为主，兼以润燥、祛风、泻火、清肝。

四、临床证治经验举例

（一）内治辨证分型

1.吴谦用生熟三黄汤治疗风伤肠络证　风伤肠络证多见便血、滴血、射血，色鲜红，或伴肛门瘙痒。舌红苔薄黄，脉浮数。《医宗金鉴·外科心法要诀·痔疮》推荐使用生熟三黄汤，组成：生地、熟地（各一钱五分），黄连、黄柏、黄芩、人参、苍术（米泔水浸，炒）、白术（土炒）、厚朴（姜制）、当归身、陈皮（各一钱），地榆、防风、泽泻、甘草（生，各六分），乌梅（二个），水二盅，煎八分，食前服。

2.吴谦用脏连丸治疗湿热下注证　湿热下注证见便血色鲜，量较多，痔核脱出可自行回纳，肛门灼热，舌红苔薄黄腻，脉弦数。《医宗金鉴·外科心法要诀·痔疮》推荐使用脏连丸，组成：黄连（研净末，八两），公猪大肠（水洗净，肥者一段，长一尺二寸），上二味，将黄连末装入大肠内，两头以线扎紧，放砂锅内，下煮酒二斤半，慢火熬之，以酒干为度；将药肠取起，共捣如泥，如药浓再晒一时许，复捣为丸，如梧桐子大。每服七十丸，空心温酒送下，久服除根。

3.吴谦用止痛如神汤治疗气滞血瘀证　气滞血瘀证多见痔核脱出，甚或嵌顿有血栓形成，水肿疼痛明显，舌暗红，苔白或黄，脉弦细涩。《医宗金鉴·外科心法要诀·痔疮》推荐使用止痛如神汤，组成：秦艽（去苗）、桃仁（去皮、尖，研）、皂角子（烧存性，研，各一钱），苍术（米泔水浸，炒）、防风（各七分），黄柏（酒炒，五分），当归尾（酒洗）、泽泻（各三分），槟榔（一分），熟大黄（一钱二分），上除桃仁、皂角子、槟榔，用水二盏，将群药煎至一盏；再入桃仁、皂角子、槟榔，再煎至八分。空心热服，待少时以美膳压之，不犯胃也。忌生冷、五辛、火酒、硬物、大料、湿面之类。如肿有脓，加白葵花（去蕊心）五朵，青皮五分，木香三分，则脓从大便出也。如大便秘甚，倍大黄加麻仁、枳实。如肿甚，倍黄柏、泽泻，加防己、猪苓、条芩。如痛甚，加羌活、郁李仁。如痒甚，倍防风，加黄芪、羌活、麻黄、藁本、甘草。如血下，倍黄柏，多加地榆、槐花、荆芥穗、白芷。如小便涩数不通者，加赤茯苓、车前子、灯心、扁蓄。

4.吴谦用补中益气汤治疗脾虚气陷证　脾虚气陷证多见肛门坠胀，痔核脱出需手法复位，便血色淡红，舌胖淡，边有齿痕，苔薄白，脉弱无力。《医宗金鉴·外科心法要诀·痔疮》推荐使用补中益气汤，组成：人参（一钱），当归（一钱），生黄芪（二钱），白术（土炒，一钱），升麻（三分），柴胡（三分），甘草（炙，一钱），麦冬（去心，一钱），五味子（研，五分），陈皮（五分），上十味，水二盏，姜三片，枣二枚，煎一盏，空心热服。

5.吴谦用黄连闭管丸治疗湿热下注证　湿热下注证多见肛周流脓黄稠，肛门胀痛灼热，查肛周有溃口，按之有索状物通向肛内，舌红苔黄腻，脉滑。《医宗金鉴·外科心法要诀·痔疮》推荐使用黄连闭管丸，组成：胡黄连（净末，一两），穿山甲（香油内炸黄）、石决明（煅）、槐花（微炒，各五钱），共研细末，炼蜜为丸，如麻子大，每服一钱，空心清米汤送下，早晚服二次，至重者不过四十日而愈。如漏四边有硬肉突起者，加僵蚕二十条，炒研末入药内，乃遍身诸般漏证，服此方皆可有效。

（二）痔疮、肛漏外治

如汪机的《外科理例·痔漏》（卷四）："水登膏，治痔护肉。郁金、白及（各一两）。一方加黄连。右二味为细末，如内痔，候登厕翻出在外，用温汤洗净，侧卧于床，用温水调令得中，谷道四边好肉上，以纸盖药，留痔在外，良久方用枯药搽痔上，时时笔蘸，温水润之，不令药干，亦勿使四散，好白矾（四两），生信石（二钱五分），朱砂（一钱生研极细），上各研细末，先用砒入瓷泥罐，次用白矾末盖之，煅令烟断，其砒尽随烟去，止借砒气中耳。用矾为极细末，看痔大小，取矾末在掌中，更以朱砂少许，以唾调稀，篦挑涂痔上周遍，一日三五上，候痔颜色焦黑为效，至夜有黄水出尽为妙，至中夜上药一遍，来日依然上药三次，有小痛不妨，换药时以碗盛新水或温汤，在痔边用笔轻洗去痔上旧药，再上新药，仍用护肉膏，次用荆芥汤浇之，三两日后黄水出将尽，却于药中增朱砂减白矾，则药力缓矣。三两日方可增减，渐渐取之，庶不惊人，全在用药人看痔头转色，增减浓薄，敷之。此药只借砒气，又有朱砂解之。有将此二方在京治人，多效。"

程国彭的《外科十法·外科症治方药·悬痈》："内痔外痔，……洗以忍冬藤、菖蒲草，兼用田螺水搽之，可以立消。田螺水：法用大田螺一个，以冰片掺靥中，仰放盏内，少顷水流出。取搽痔疮上，其肿立消。"

（张　琦　于庆生）

第三节　便血、脱肛

新安医家对便血，脱肛均有论述，如汪机的《外科理例·痔漏》（卷四）："挟热下血，清而色鲜，腹中有痛。挟冷下血，浊而色暗，腹内略痛。清则为肠风，浊则脏毒……"《外科理例·痔漏》（卷四）："……肺脏虚寒则肛脱出。"

一、病因病机认识

1．外感邪气与内伤蕴毒所致肠风脏毒下血，脾虚所致阴血下陷　如汪机说："肠风者，邪气外入，随感随见；脏毒者，蕴积毒久而始见。人惟坐卧、风湿、醉饱、房劳、生冷、停寒、酒面、积热，以致荣血失道，渗入大肠，此肠风藏毒之所作也。"（《外科理例·痔漏》卷四）汪机将便血的病因病机归为外感邪气与内伤蕴毒两个方面，即肠风脏毒。外感风热，肺经遗热于大肠，或风热淫胃，或感受温邪疫毒，热入营血，火热动血而致便血，或久风入中，而为肠风下血。

脾虚亦可致便血，如汪机的《外科理例·痔漏》（卷四）："夫病每至作者，盖天令至此，肃气乃行，阳气下降，人身之阳气衰不能升举，故阴血亦顺天时而下陷矣。盖脾具坤静之德，而有干健之运，故能使心肺之阳降，肝肾之阴升，自然天地和而万物育，则无以上之症矣。其原盖因饱食，筋脉横解，则脾气倦甚，不能运化精微，故食积下流于大肠之间，而阴血亦下陷矣。或欲用凉血清热之剂。予曰：不惟胃气重伤，兼又愈助降下之令，理宜用升阳益胃之剂，则阴血自循经隧矣。数十剂后不复作。"汪机首次提出"阴血亦顺天时而下陷"，即阳气下降，不能升举，而致阴血下陷。饮食不节，脾气虚弱，不能运化精微，脾虚久病，中气不足，气行无力，血行不畅，瘀塞不行而阻络，血不循常道而外溢，流于肠间则便血。

2．肺脾气虚下陷，固摄失司而致脱肛　如汪机说："肺与大肠为表里，故肺脏蕴热，则肛闭结，肺脏虚寒则肛脱出。"（《外科理例·痔漏》卷四）汪机通过脏腑表里属性论述其病因病机，指出肺脏虚寒可致脱肛，在认识上具有独特的一面。程国彭也认为脱肛与气虚有关，如《外科十法·外科症治方药·悬痈》："脱肛属气虚"人之先天不足，气血未旺或老年体弱，气血衰退均可致中气下陷，固摄失司。

二、病证诊断鉴别

提出辨别肠风、脏毒，远血、近血，阳络伤便血、阴络伤便血。如汪机说："挟热下血，清而色鲜，腹中有痛。挟冷下血，浊而色暗，腹内略痛。清则为肠风，浊则脏毒。有先便而后血者，其来也远，有先血而后便者，其来也近。世俗粪前粪后之说，非也。治法先当解散肠胃之邪，热则败毒散，冷则不换金正气散加芎、归。后随其症，冷热治之。河间云：起居不节，用力过度，则络脉伤。阳络伤则血外溢而衄血；阴络伤则血内溢而便血；肠胃之络伤则血溢肠外；有寒，汁沫与血相转，则并合凝聚不得散而成积矣。《黄帝内经》云：肠澼下脓血，脉弦绝者死，滑大者生；血溢身热者死，身凉者生。诸方皆谓风热侵于大肠而然，若饮食有节，起居有时，肠胃不虚，邪气何从而入？"（《外科理例·痔漏》卷四）

汪机通过下血之冷热、色泽清浊等辨肠风、脏毒，又提出辨别远血、近血的方法，即先便而后血者，为远血，先血而后便者，为近血。并指出阴络阳络各有不同的证候特点，此处阳络指在上或者属表的络脉，阴络指在下或者属里的络脉，利于辨证施治。引用《内经》之言，据脉象、冷热证候判断预后。此处肠澼即指便血，如《古今医鉴》卷八："夫肠澼者，大便下血也。"

三、治疗原则发挥

1.便血以和血、除湿、散毒为主，提出气虚不可用寒凉之剂攻伐　如汪机说："大凡下血，服凉血药不应，必因中气虚不能摄血，非补中益阳之药不能愈，切忌寒凉之剂。亦有伤湿热之食成肠澼而下脓血者，宜苦寒之剂以内疏之。脉弦绝涩者难治，滑大柔和者易治。"（《外科理例·痔漏》卷四）外感风热，肺经遗热于大肠，或风热淫胃，或感受温邪疫毒，热入营血，火热动血而致便血，或久风入中，而为肠风下血。此为实证便血，汪机主张治疗以和血、除湿、散毒为主，气虚所致者，以益气为主。若气虚用寒凉之剂，以免虚者亦虚。

2.脱肛以补气升提为主，重用补中益气汤　如汪机《外科理例·痔漏》（卷四）："……丹溪曰：脱肛属气热气虚，血虚血热。气虚者补气，参、芪、芎、归、升麻；血虚者四物汤。血热者凉血，四物汤加黄柏。肺与大肠为表里，故肺脏蕴热，则肛闭结，肺脏虚寒则肛脱出。有妇人产育用力，及小儿久痢，亦致此症，治宜温肺腑肠胃，久自然收矣。"汪机赞同丹溪所言，认为脱肛属气虚、气热、血虚、血热，故治疗上以补气升提为主，并随证加减。程国彭也主张以补气升提为主，如《外科十法·外科症治方药·悬痈》："脱肛属气虚，补中益气汤。亦有血虚火旺者，四物汤加升麻。"程国彭主张治疗脱肛以内治为主，重用补中益气汤。本方出自《脾胃论》，是李杲根据《素问·至真要大论》"损者益之""劳者温之"之旨而制定，为补气升阳，甘温除热的代表方。

四、临床证治经验举例

（一）内治

1.吴谦用防风秦艽汤治疗肠风下血证　肠风下血证见在便前时时便血、滴血、射血，随感随发，血清而色鲜，四射如溅，或伴肛门瘙痒，舌红苔薄黄，脉浮数。吴谦的《医宗金鉴·外科心法要诀·痔疮》："亦有肠风下血，点滴而出，粪前者，宜防风秦艽汤"，其方药组成：防风、秦艽、当归、生地、白芍（酒炒）、川芎、赤茯苓、连翘（去心，各一钱）、栀子（生，研）、苍术（米泔水浸，炒）、槐角、白芷、地榆、枳壳（麸炒）、槟榔、甘草（生，各六分），水二盅，煎至八分，食前温服。如便秘者加大黄。

2.吴谦用苦参地黄丸、脏连丸治疗便毒下血证　便毒下血证见肛门肿硬灼热，粪后疼痛流血，量较多，舌红苔薄黄腻，脉弦数。吴谦的《医宗金鉴·外科心法要诀·痔疮》："粪后出血者，为酒毒，宜服苦参地黄丸，效后必多服脏连丸二、三料除根。"苦参地黄丸方药组成：苦参（切片，酒浸湿，蒸晒九次为度，炒黄，为末，净一斤），生地黄（酒浸一宿，蒸熟捣烂，和入苦参末内，四两），加炼过蜂蜜为丸，如梧桐子大。每服三钱，白滚水送下，或酒下亦可，日服二次。

3.程国彭用补中益气汤治疗脾虚气陷证（脱肛）　脾虚气陷证见便时肛内肿物脱出，轻重不一，色淡红，伴肛门坠胀，神疲乏力，纳差便溏，舌淡，苔薄白，脉弱。程国彭的《外科十法·外科症治方药·悬痈》："脱肛属气虚，补中益气汤。"组成：黄芪（炙，一钱半），甘草（炙）、人参、当归（酒拌）、白术（炒，各一钱），升麻、柴胡、陈皮（各三分），水二盅，姜二片，枣二枚，煎一盅，空心服。

（二）外治

外治法主要用于治疗脱肛，如鲍集成的《疮疡经验·老幼脱肛》（卷中）："治老幼脱肛，万年青连根带叶捣，煎汤滤渣熏洗，洗后用五倍子火烧存性，研细末敷上即收，倘仍未收，用蓖麻子仁七粒，研烂贴头顶心，片时去之，所脱收上矣，内服补中益气汤。"本外治法组方是以万年青根叶为主药配制而成，其性味苦涩、微寒，功效清热解毒，止血，收敛，《百草镜》曰："煎洗坐板疮、痔疮。用五倍子火烧存性，取其收湿敛疮，止血之功。"

程原仲也提出了治疗脱肛的外治验方，如《程原仲医案·附验方·患痔脱肛》："郑心桥在河南患痔脱肛，长出寸余，疼痛不能坐卧，治百方不效。一人数用葱白，净锅炒熟，重绢包装，令热气熏患处，候稍冷坐葱白上，冷则易之，如此数遍，肛即收入，后常用有效。盖葱白能通阳明经也。又洗痔，单用大黄一味煎汤，先熏后洗，有风痒者再加荆芥极为简便。"

> **思考题**
> 1.新安医家对肠风下血和脏毒下血的病因有何认识？
> 2.新安医家如何辨别远血、近血？
> 3.简述吴谦对肠风下血和脏毒下血内治方法的确立及其代表方剂。

（张　琦　于庆生）

第六章　其他外科疾病

第一节　脱　疽

脱疽的命名，最早见于南北朝，龚庆宣的《刘涓子鬼遗方·九江黄父痈疽论》曰："发于足指，名曰脱疽，其状赤黑，不治。治之不衰，急斩去之，治不去必死矣。"至明朝《外科正宗·脱疽论》云："脱疽者，外腐而内坏也……其形骨枯筋纵，其秽异臭难辨，其命仙方难治。"吴谦总结前人，对此病加以界定，如《医宗金鉴·外科心法要诀·脱疽》："此证多生足指之间，手指生者间或有之，盖手足十指，乃藏府枝干……"

一、病因病机认识

新安医家认为，过食膏粱厚味，房劳所伤，服丹石补药有关致肾水枯竭、四肢失养，发为本病。如汪机说："此症因膏粱厚味，酒面炙烤，积毒所致，或不慎房劳，肾水枯竭或服丹石补药。固有先渴而后患者，有先患而后渴者，皆肾水涸、不能制火故也。"（《外科理例·脱疽》卷六）先前医著《灵枢·痈疽篇》及《刘涓子鬼遗方》即对其病因病机有所记载，认为其发病皆与脾气不健，肾阳不足，外受寒邪有关。汪机认为脱疽病因病机有三：过食厚味，致使郁火毒邪蕴于脏腑；房劳所伤，肾水枯竭不能制火而发；误服丹石补药致气血凝滞，强调肾水枯竭在发病中的重要性。

吴谦对脱疽病因病机认识与汪机相同，如《医宗金鉴·外科心法要诀·脱疽》："由膏粱药酒，及房术丹石热药，以致阳精煽惑，淫火猖狂，蕴蓄于藏府，消烁阴液而成。"吴谦认为其发病亦与过食膏粱厚味，房劳所伤，服丹石补药有关。吴谦实际强调内因。而外感寒湿毒邪，营卫不调亦可致为本病。脱疽是气血周流受阻，脉络痹塞不通的疾病，最终为局部气血凝滞而发，皆由外感寒湿毒气，内有积热所致。

二、病证诊断鉴别

提出脱疽五败证，并与消渴表现证候相鉴别。吴谦提出脱疽的五种败证，如《医宗金鉴·外科心法要诀·脱疽》："斯时血死心败，皮死肺败，筋死肝败，肉死脾败，骨死肾败，此五败证，虽遇灵丹，亦难获效。"吴谦提出的脱疽五败证，对于预后的判断很有帮助。吴谦还提出本病与消渴颇为类似，临床上需加以鉴别，如《医宗金鉴·外科心法要诀·脱疽》："此证多生足指之间，手指生者间或有之。盖手足十指，乃藏府枝干。未发疽之先，烦躁发热，颇类消渴，日久始发此患。初生如粟，黄疱一点，皮色紫暗，犹如煮熟红枣，黑气浸漫，腐烂延开，五指相传，甚则攻于脚面，痛如汤泼火燃，其臭气虽异香难解。"吴谦从形态、色泽、气味以及最后变证方面出发，对脱疽开始阶段，发展变化以及后期溃烂，皆有详细地描述，利于临床的诊断，强调本病需与消渴表现证候相鉴别。

三、治疗原则发挥

内治外治并重，内治消之不应者，极力主张手术，强调术前需告知患者，须其情愿，方可实施。

如吴谦说："初起宜服解毒济生汤，外用大麦米煮饭，拌芙蓉叶、菊花叶各五钱，贴之止痛。消之不应者，必施割法，须患者情愿，将死生付于度外，遵古法毒在肉则割，毒在骨则切。……按诸书论脱疽，单生于足大指，而别指生者，俱名敦疽，此非确论。然脱疽偏生于属阴经之指者居多，屡经如此，后之学者，宜详审焉可也。"（《医宗金鉴·外科心法要诀·脱疽》）

吴谦认为脱疽最终病因病机系郁火邪毒蕴于脏腑，消烁阴液而致。可见其发病离不开热、毒、虚、瘀，故其内治之法，初起之时以清热解毒、活血化瘀、通络止痛为主，主方解毒济生汤，后期以滋肾水、养气血、健脾、安神为主，主方阴阳二气丹、清神散、金液戊土丹。吴谦亦重视外治之法，内服之时可配合膏药外敷，消之不应者，极力主张手术，术前需告知患者，须其情愿，方可实施，体现医患沟通的思想，在当时既有此认识，实为不易。手术需选择时机，及早进行，切除程度、范围系根据病位的深浅，"毒在肉则割，毒在骨则切"即体现于此，吴谦对脱疽的外治之法详细描述，对于临床应用确有指导意义。

四、临床证治经验举例

（一）内治

1.汪机用人参败毒散、十宣散加减治疗湿热下注型　湿热下注型见疾病初起，足指赤肿焮痛，舌红苔黄腻，脉弦数。汪机的《外科理例·脱疽》（卷六）："一人年逾四十，左足大指赤肿焮痛，此脾经积毒下注而然，名曰脱疽。喜色赤而肿，以败毒散去人参、桔梗，加金银花、白芷、大黄二剂，更以瓜蒌、金银花、甘草节四剂顿退，再以十宣散去桔梗、肉桂，加金银花、防己数剂愈。"其中十宣散方药组成：人参、当归（酒拌）、黄芪（盐水拌炒，各一钱），甘草、白芷、川芎、桔梗（炒，各一钱），厚朴（姜汁制炒五分），防风、肉桂（各三分），作一剂，水二盏，煎八分服。（《外科理例》附方）

2.汪机用仙方活命饮加减治疗血脉瘀阻证　血脉瘀阻证多见患肢疼痛持续，活动艰难，皮色暗红，或有游走性结节、索条、趺阳脉消失，舌暗红有瘀斑，脉弦或涩。汪机的《外科理例·脱疽》（卷六）："一人足指患之，色紫不痛。隔蒜灸五十余壮，尚不知痛，又明灸百壮始痛。更投仙方活命饮四剂，乃以托里药溃脱而愈。"

3.汪机用连翘败毒散加减治疗热毒炽盛证　热毒炽盛证见患肢出现坏疽或溃疡，疼痛剧烈，舌红苔黄，脉弦数。汪机的《外科理例·脱疽》（卷六）："一膏粱年逾五十亦患此，色紫黑脚焮痛。孙真人曰：脱疽之症急斩之去。毒延腹，必色黑不痛者，亦不治。喜其饮食如故，动息自宁，为疮善症。遂以连翘败毒散六剂，更以金银花、瓜蒌、甘草节二十余剂，患指溃脱，更以芎、归、生地、连翘、金银花、白芷二十余剂而愈。"

4.汪机用十全大补汤治疗气血两虚证　气血两虚证多见患者病程已久，坏死组织脱落后创面久不愈合，面色萎黄，形体消瘦，神情倦怠，舌淡，脉细无力。汪机的《外科理例·脱疽》（卷六）："一乌萣左足指患一泡，麻木色赤，次日指黑，五日连足黑冷，不知疼痛，脉沉细。此脾胃受毒所致。进飞龙夺命丹一服，翌日令割去足上死黑肉。割后骨始痛，可救治。以十全大补汤而愈。盖死肉乃毒气盛，拒截荣气所致。况至阴之下，血气难达。《黄帝内经》曰：风淫末疾是也。向若攻伐之，则邪气乘虚上侵，必不救矣。"

（二）外治

吴谦则创制一些外用制剂，《医宗金鉴·外科心法要诀·脱疽》推荐如圣金刀散、雌雄霹雳火，如圣金刀散组成：松香（七两），生白矾、枯白矾（各一两五钱），共研极细末，瓷罐收贮，临用时，撒于患处；雌雄霹雳火组成：雌黄、雄黄、丁香（各二钱），麝香（一分），上为细末，用蕲艾茸二钱，将药末搓入艾内，作豌豆大，丸安患上灸之，毋论痒痛，以肉焦为度。如毒已经走散，就红晕尽处，排炷灸之，痛则至痒，痒则至痛，以疮红活为妙。

思考题

1.简述脾气不健、肾阳不足以及外受寒邪在脱疽发病中的作用。
2.简述汪机对脱疽病因病机的认识及其代表方剂和药物。
3.简述新安医家对手术治疗脱疽的贡献。

（于庆生　张　琦）

第二节　胆石症

胆石症是指湿热浊毒与胆汁互结成石，阻塞于胆道而引起的疾病。广义上包括胆囊结石和胆管结石，根据其解剖部位胆管结石又分为肝内和外胆管结石，在欧美发达国家的发病率为15%，我国的发病率在10.7%。从结石成分上分类，胆囊结石的成分以胆固醇为主，原发性胆管结石成分以胆色素钙盐为主。从西医发病原因上，胆囊结石在国内外均为常见的代谢性疾病，胆管结石不仅与代谢有关，而且与细菌感染、胆道动力学也密切相关。传统中医外科学没有胆石症命名，胆石症多归属于"胁痛""黄疸""胆胀"范畴。其临床表现为上腹或右上腹闷胀不适、嗳气、厌油腻食物等消化道症状，容易误诊为胃病。在急性发作期，症状典型，表现为胆绞痛，往往是在饱餐、进食油腻食物后或睡眠中体位改变时发作。新安医家吴谦在《医宗金鉴》（卷八十九）指出，"其两侧自腋而下，至肋骨之尽处，统名曰胁"。指以一侧或两侧胁肋部疼痛为主要表现的病证。另一新安医家程钟龄在《医学心悟·黄疸》中描述："黄疸者，目珠黄，渐及皮肤，皆见黄色也。"指的是湿邪困遏脾胃，壅塞肝胆，疏泄失常，胆汁泛溢，以目黄、身黄、小便黄为主症的一种病证，两位医家初步提出胆石症的临床特点。

一、病因病机认识

新安医家认为，因情志不遂，或因饮食不慎，或因虫积，或因起居不慎外邪侵入少阳，导致肝脏失疏，胆腑失通，气机郁滞，湿热内蕴，胆汁郁积。

叶桂在《临证指南医案·胁痛》（卷八）提出："胁痛一症，多属少阳、厥阴。伤寒胁痛，皆在少阳胆经，以胁居少阳之部。杂症胁痛，皆属厥阴肝经，以肝脉布于胁肋。……其证有虚有实，有寒有热，不可概论。"不仅提出了胁痛从属于少阳胆经和厥阴肝经，而且阐明病因有寒热虚实之分。

徐春甫和孙一奎两位医家对胁痛的病因病机论述更为详尽。徐春甫的《古今医统大全·胁痛》说："两胁俱痛，当分内外之因。内因七情气结，饮食过度，冷热失调，颠扑伤形者；或痰积流注，气血相搏，皆能为痛，此内因也；伤寒，少阳耳聋胁痛，风寒所袭而为两胁下作痛，此外因也。"孙一奎的《赤水玄珠·胁痛》认为："胁痛，有风寒，脉浮弦而数者是也。有食积，脉沉弦而伏者是也。有痰饮，或弦，或滑，或结，或促。有死血，脉涩。有虚，脉弦而细数，或大而无力。有气郁，脉沉而细。有火，脉洪滑而数。当分条类析，明别左右施治。"

新安医家程钟龄在《医宗金鉴·肝胆经文》中说："胆者中正之官，决断出焉。又云：是经少血多气。肝足厥阴之脉，起于大指聚毛之上，上循足跗上廉，去内踝一寸，上踝八寸，交出太阴之后，上腘内廉，循股阴入毛中，过阴器，抵小腹，侠胃属肝，络胆。"这段肝胆经脉互相络属、互为表里的关系，为后来新安医家提出"从肝治胆"奠定理论基础。后世新安医家认为，解剖关系上，胆位于右胁下，附于肝之短叶，肝胆经脉互为络属，构成表里关系。生理功能上，肝之余气，泄于胆，聚而成精形成胆汁；且胆汁的排泄依靠肝脏的疏泄功能。由于胆腑与肝脏在解剖、生理上关系密切，因此肝脏疾病发生必将引起胆腑病变。肝体阴而用阳，肝失所养导致胆汁精微物质的分泌障碍；胆汁依靠肝脏疏泄至肠腑才能为人体所用，肝失疏泄在胆汁淤积胆腑，引发黄疸和胆石形成；肝之余气泄于胆形成的为精微物质，所以胆腑又称为中清之腑或中精之腑，清而不浊，肝火煎熬胆汁，浑浊沉积为结石。

二、病证诊断鉴别

1. **注重气血之分** 孙文胤的《丹台玉案·胁痛门》指出，胁痛有左右气血之分。"然何以辨其为血与气耶？盖瘀血作痛者，痛而不膨，按之亦痛，不按亦痛，其痛无时而息也。怒气作痛者，痛而且膨，得嗳则缓，已而复痛，其痛有时而息也。此非血与气之辨乎。然有左胁痛右胁痛。左胁痛甚者，必是肝火盛，木气实。右胁痛甚者，必是痰流注并食积。两胁走痛者，必痰饮也。又有季胁作痛者何也？盖季胁两肋稍之处，肝之下胆之位也，痛甚而下连小腹者，亦是死血，痛不甚而止于一处者痰也。治此病者，审其所伤而治之，亦无不中矣。"此论述，不仅开创性地把胁痛分为左胁痛和右胁痛，而且基于肝胆经络、表里关系阐明气血病变之根源，即"左胁痛甚者，必是肝火盛，木气实"，明确肝气郁滞、郁久化火是胁痛产生的根源；并指出"肝之下胆之位也，痛甚而下连小腹者，亦是死血"，进一步阐明肝气郁滞，气滞血瘀是胁痛的另一重要病因病机。至此明确了如何从气血之分辨治胁痛，辨"气"旨在辨明是否有肝气郁滞，辨血重在辨明气郁是否发展为"肝火"或"血瘀"，为后世疏肝解郁、清肝利胆、软肝散结治疗胆石症奠定了坚实基础。

2. **注重寒、热、虚、实之不同** 叶天士的《临证指南医案·胁痛》说："胁痛一证，多属少阳、厥阴。伤寒胁痛属少阳胆经，以胁居少阳之部。杂证胁痛属厥阴肝经，以肝脉布于胁肋。其证有虚有实，有寒有热，不可概论"。汪蕴谷的《杂症会心录·胁痛》指出，"胁痛一证，有寒热虚实之不同，…而其间必以拒按、喜按，探虚实之消息；喜温、喜冷，验寒热之假真。更宜以脉之大、小、迟、数、有力、无力为辨，神而明之，勿泥也"。伤寒胁痛属少阳胆经，应当辨别寒热之真假；但杂证胁痛属厥阴肝经，如何依据拒按、喜按辨明虚实？对于实证的"拒按"，往往均因肝气郁滞及其郁久或化火或血瘀的转化，这些表现与胆石症急性发作形成的胆囊炎、胆管炎高度吻合。而虚证的"喜按"，叶天士在《临证指南医案》中提出"肝体阴而用阳"，即胁痛的虚证与肝之阴虚密切相关。上述从寒热虚实辨别胁痛的病因病机，为后世清肝养肝、行气活血治疗胆石症奠定了基础。

三、治疗原则发挥

在《医宗金鉴·肝胆经文》肝胆互为表里、经脉互相络属理论指导下，新安医家治疗胆石症多"从肝治胆"，其中流行最为广泛的是辨治分为辨虚实和辨气血，实证多采用疏肝理气、清肝泻火，虚证多采用滋肝潜阳、养肝柔肝。

1.强调肝胆湿热之实证与肝阴不足之虚证的辨治　清·程钟龄的《医学心悟·胁痛》说："伤寒胁痛，属少阳经受邪，用小柴胡汤。杂症胁痛，左为肝气不和，用柴胡疏肝。七情郁结，用逍遥散。若兼肝火、痰饮、食积、瘀血、随症加药。右为肝移邪于肺，用推气散。凡治实证胁痛，左用枳壳，右用郁金，皆为的剂。然亦有虚寒作痛，得温则散，按之则止者，又宜温补，不可拘执也。"

2.治胆胀须分在气滞和血瘀　汪蕴谷的《杂症会心录·胁痛》认为，内伤胁痛不外乎气、血两端，临床应注意区分在气在血和寒热虚实的不同以选择不同的治疗方法。"痛在气分者，治在气：寒者温之、虚者补之、热者清之、实者泄之，血药不宜用也。痛在血分者，治在血：血虚者以血药补之，血热者以阴药滋之，血实者以苦药通之，气药不可用也。"

四、临床证治经验举例

（一）内治

源于对肝胆解剖、生理关系的深刻认识，新安医家总结了肝气郁滞、肝胆湿热、肝脉瘀阻、肝阴不足是胆石症的主要证候，从而提出"从肝治胆"治疗胆石症策略和原则；并逐渐形成了疏肝理气、清肝利湿（利胆）、软肝散结、养肝柔肝四种主要治法。至今仍指导临床实践。

1.程钟龄《医学心悟》用"疏肝理气"法治疗胆石症的肝郁气滞证　《医学心悟·胁痛》推荐"治左胁痛"用柴胡疏肝散加减（柴胡、陈皮、川芎、赤芍、枳壳、香附、甘草）。方中柴胡、枳壳、香附、陈皮疏肝理气，解郁止痛；赤芍、甘草养血柔肝，缓急止痛；川芎活血行气通络。肝郁气滞证常见胁肋胀痛，走窜不定，甚则引及胸背肩臂，疼痛每因情志变化而增减，胸闷腹胀，嗳气频作，得嗳气而胀痛稍舒，纳少口苦，舌苔薄白，脉弦。

2.孙文胤《丹台玉案·胁痛门》用"清肝利湿"法治疗胆石症的肝胆湿热证　《丹台

玉案·胁痛门》推荐"治肝火盛胁胁作痛"用当归龙荟丸（当归，龙胆草，山栀，黄芩，黄连，大黄，芦荟，青黛，木香，麝香）。方中龙胆草清利肝胆湿热；山栀、黄芩、黄连清热利湿退黄；大黄、芦荟泻下通腑；木香、麝香理气止痛；当归养血柔肝；青黛清肝化痰。肝胆湿热证常见胁肋胀痛或灼热疼痛，口苦口黏，胸闷纳呆，恶心呕吐，小便黄赤，大便不爽，或兼有身热恶寒，身目发黄，舌红苔黄腻，脉弦滑数。

3.孙一奎《赤水玄珠·胁痛门》用"软肝散结"法治疗胆石症的瘀血阻络证 《赤水玄珠·胁痛门》推荐"从高坠下，恶血流于胁下，疼痛不可忍"选复元活血汤（柴胡、当归、甘草、穿山甲、大黄、桃仁、红花、瓜蒌根）。方中柴胡疏肝调气，散瘀止痛，为君药；当归活血化瘀，消肿止痛，甘草缓急止痛，二者为臣药；穿山甲、桃仁、红花、瓜蒌根破瘀散结，通络止痛，为佐药；大黄酒制，以荡涤败血，为使药。《临证指南医案》曰："瘀热在里，胆热液泄。"肝病日久，疏泄失常，气滞血瘀，瘀久不畅，可见胁肋刺痛，夜间痛甚，固定不移，胁下有痞块，舌质紫暗或有瘀斑，脉弦涩，皆因血属阴。临床多见于胆石症尤其是肝内胆管结石，因发病时间较长而引起肝硬化或门静脉高压。根据肝病日久气滞血瘀的发病机制，治则当以活血化瘀为主，兼用滋阴养血药物。

4.叶天士《临症指南医案》用"养肝柔肝"法治疗胆石症的肝络失养证 《临证指南医案·肝风·华岫云按》："故肝为风木之脏，因有相火内寄，体阴用阳。其性刚，主动主升，全赖肾水以涵之，血液以濡之，肺金清肃下降之令以平之，中宫敦阜之土气以培之，则刚劲之质，得为柔和之体，遂其条达畅茂之性，何病之有。"新安医家汪赤厓对胁痛病的辨治，重视养液疏肝，消补并调。或泻肝火疏肝气，以泻为补，消中有补；或滋阴血柔肝木，寓补于消，消补兼施。汪氏在《新安医案》延伸："养液以舒肝，即是条达之义"，从滋阴润燥以缓、以柔、以静而治肝郁，少用辛香理气之柴胡、香附、乌药、沉香、郁金、木香、延胡索等香燥伤津之品，不仅是对传统"木郁达之"的精彩补充和延伸，更是其治疗的独到之处。

（二）外治法

《丹台玉案·胁痛门》皮硝外敷：取250g皮硝捣细末，装入缝制的布袋内，睡前敷于右上腹胆囊区，次晨取下，以皮硝烊化为效。功效消肿抗炎止痛。适应于种类型肝胆湿热之胁痛。取穴太冲、胆囊穴、三阴交、肝俞、胆俞为主穴，气郁加行间，湿热加足三里、阴陵泉，发热加大椎、曲池、合谷，胆绞痛加期门、章门，胸满加膈俞、内关。胆俞穴针尖向脊柱方向斜刺0.5～0.8寸，其他穴常规刺法，深度为1.0～1.5寸。功效疏肝理气，清热利湿。

思考题

1.新安医家对胆石症鉴别诊断和治疗原则有何经验？

2.举例说明新安医家对胆石症的辨证论治经验。

（于庆生 周富海 彭 辉 李立祥）

第三节　破伤风

破伤风是指皮肤破伤，风毒之邪乘虚侵入而引起发痉的疾病。汪机的《外科理例·伤损脉法》（卷六）："病机云：破伤风者，有因卒暴损伤，风袭之间，传播经络，致使寒热更作，身体反张，口噤不开，甚者邪气入脏。有因诸疮不瘥，荣卫俱虚，肌肉不生，疮眼不合，邪亦能外入于疮，为破伤风之疾。"

一、病因病机认识

新安医家认为，皮肉破伤失治，又感受风毒之邪发为本病。如汪机说："病机云：破伤风者，有因卒暴损伤，风袭之间，传播经络，致使寒热更作，身体反张，口噤不开，甚者邪气入脏。"有因诸疮不瘥，荣卫俱虚，肌肉不生，疮眼不合，邪亦能外入于疮，为破伤风之疾。……徐用诚云："此论所因有四：一者因疮口入风，似属外因；一者因灸逐热，似属不内外因；一者因疮口闭塞，内热生风似属内因也。"（《外科理例·伤损脉法》卷六）

汪机将本病病因病机总结为四点：一，因突然剧烈损伤，风邪侵袭腠理之间，于经络中传播，重者邪气侵入脏而发；二，因诸疮不愈，荣卫皆虚，肌肉不生，疮口不愈合，邪气也能从体外侵入疮口；三，因火热之邪，使邪毒滞留，在各条经脉中传变；四，因失治使疮口闭塞，气机难以疏通，阳热之邪郁结。总结明朝医家徐用诚对本病认识，即破伤风可有内因、外因、不内外因。胡其重也指出本病与感受风毒有关，如《简便验方·杖伤汤火伤破伤风》："破伤风因皮肉破损，复被外风袭入，经络渐传入里。"

二、病证诊断鉴别

将破伤风按病因分为：动受、静受、惊受、疮溃后受四种证候，并注重辨汗。如吴谦说："此证由破伤皮肉，风邪袭入经络。初起先发寒热，牙关噤急，甚则身如角弓反张之状，口吐涎沫，四肢抽搐，无有宁时，不省人事，伤口锈涩。然伤风有四，因动受、静受、惊受、疮溃后受，皆可伤风。动而受者，怒则气上，其人跳跃，皮肉触破，虽被风伤，风入在表，因气血鼓旺，不致深入属轻。静受者，起作和平之时，气不充鼓，偶被破伤，风邪易于入里属重。惊受者，惊则气陷，偶被伤破，风邪随气直陷入阴，多致不救属逆。若风邪传入阴经者，则身凉自汗，伤处反觉平塌陷缩，甚则神昏不语，噤口舌知。"（《医宗金鉴·外科心法要诀·破伤风》）吴谦将破伤风证候特点按病因分为四种：动受、静受、惊受、疮溃后受。每种皆有其特征性的表现，临床上需详加辨别，并指出动受者邪毒不易深入属轻症，静受者风邪易于入里属重，惊受者及疮溃后受多致不救属逆。而且"身凉自汗"可以作为恶候的一个重要判断标准。胡其重也注重辨汗，如《简便验方·杖伤汤火伤破伤风》："其患寒热交作，口噤咬牙，角弓反张，口吐涎沫，入阴则身凉自汗，伤处反为平陷，故其毒内功，多致不救。"

三、治疗原则发挥

开创治疗先河，首次创制玉真散治疗破伤风。汪机开创治疗破伤风的先河，首次创制玉真散治疗破伤风，如《外科理例·玉真散》（附方）："玉真散治破伤风。重者牙关紧急，腰背反张，并蛇犬所伤。（又名定风散）天南星、防风各为末，每服二钱，温酒调下，更搽患处。若牙关紧急，腰背反张者，每服三钱，童便调服，虽内有瘀血亦愈。至于昏死，心腹尚温者，连进二服，亦可保全。若治疯犬咬，用漱口水洗净搭之，神效。"汪机所创制的玉真散仅以天南星、防风二味组方。《外科正宗》亦有记载，陈实功在此基础上加白芷、天麻、羌活、白附子四味亦称之为玉真散。本方为治破伤风之常用方，诸药合用，标本同治，使风散搐定，诸证得以缓解。由于用本散疗效卓著，其起死回生之功，如同仙人所制之方，可挽救生命于顷刻，故名"玉真散"。风毒之邪，侵入破伤之处，深达经脉可致为本病。牙关紧急，口撮唇紧，身体强直，角弓反张，甚则咬牙缩舌为其证候，故作者正是取其祛风化痰、定搐止痉之功。本方药性偏于温燥，易于耗气伤津，破伤风而见津气两虚者不宜使用。

治疗上注重表里辨证，并强调辨汗的重要性。对于灸法的应用，需选准时机，赞同辨证只论三阳汗、下、和三法的治法思想。如吴谦说："如邪在表者，寒热拘急，口噤咬牙，宜服千里奔散，或雄鼠散汗之，次以蜈蚣星风散频服，追尽臭汗。如邪在里者，则惊而抽搐，脏腑秘涩，宜江鳔丸下之。如邪在半表半里，无汗者宜羌麻汤主之。若头汗多出，而身无汗者，不可发汗，宜榆丁散和之。若自汗不止，二便秘赤者，宜大芎黄汤主之。……外治之法，遇初破之时，一二日间，当用灸法，命汗出其风邪方解，若日数已多，即禁用灸法，宜羊尾油煮微熟，绢包乘热熨破处，数换拔尽风邪，未尽者次日再熨兼用漱口水洗之，日敷玉真散，至破口不锈生脓时，换贴生肌玉红膏，缓缓收敛。刘完素只论三阳汗、下、和三法，而不论三阴者，盖风邪传入阴经，其证已危，如腹满自利，口燥咽干，舌卷囊缩等类，皆无可生之证，故置而不论也。"（《医宗金鉴·外科心法要诀·破伤风》）

吴谦注重表里辨证，详细论述了汗法治疗适应证和禁忌证。邪在表者，宜汗法；邪在半表半里，无汗者宜羌麻汤主之；如邪在里者，亦需辨头身汗出。辨汗在表者、在里者、在半表半里者皆有体现，指出两种情况下不可发汗：一，伤时血出过多；二，生疮溃而未合，此皆为因虚而致，误汗令人成痉，当以补为主。可见吴谦强调辨汗的重要性，对于灸法的应用，需选准时机，即初破之时可用灸法，日久禁用灸法。赞同刘完素只论三阳汗、下、和三法的治法思想，认为风邪传入阴经，是为恶侯，无可生之证。

四、临床证治经验举例

（一）内治

1.汪机用玉真散治疗风毒在表证 风毒在表证多见轻度吞咽困难和牙关紧闭，周身拘急，抽搐较轻，痉挛期短，间歇期较长，苔薄白，脉数。《外科理例·玉真散》（附方）推荐玉真散，组成：天南星、防风（各为末），每服二钱，温酒调下，更搽患处。若牙关紧急，腰背反张者，每服三钱，童便调服。

2.吴谦用江鳔丸治疗风毒入里证 风毒入里证多见角弓反张，频繁而间歇期短的全身肌肉痉挛，高热，面色青紫，呼吸急促，痰涎壅盛，胸腹满闷，腹壁板硬，时时汗出，大便秘结，小便不通，舌红绛，苔黄糙，脉弦数。《医宗金鉴·外科心法要诀·破伤风》推荐江鳔丸，组成：天麻、雄黄（各一钱），蜈蚣（二条），江鳔、僵蚕（炒）、野鸽粪（炒，各五分），共研细末，作两分，一分饭丸如梧桐子，朱砂为衣，一分加巴豆霜二分五厘，饭丸加梧桐子大，每用朱砂药二十丸，加巴豆药一丸，二服加二丸，白滚水送下，至便利为度，再服朱砂药，病愈即止。

（二）外治

吴谦的《医宗金鉴·外科心法要诀·破伤风》推荐玉真散、生肌玉红膏外敷，方药组成如下。玉真散：白芷、南星、白附子、天麻、羌活、防风（各一两），共研细末，唾津调浓，敷伤处。生肌玉红膏：当归（二两），白芷（五钱），白蜡（二两），轻粉（四钱），甘草（一两二钱），紫草（二钱），瓜儿血竭（四钱），麻油（一斤），将当归、白芷、紫草、甘草四味，入油内浸三日，大杓内慢火熬微枯色，细绢滤清；将油复入杓内煎滚，入血竭化尽；次下白蜡，微火亦化。用茶盅四个，预放水中，将膏分作四处，倾入盅内，候片时方下研极细 轻粉各投一钱，搅匀，候至一日、夜用之极效。

思考题

1. 现代医学认为，破伤风的发病是外伤后感染破伤风杆菌而发病，这和新安医家吴谦《医宗金鉴·外科心法要诀·破伤风》"因创得风"完全吻合。简述新安医家对破伤风发病的认识。

2. 汪机治疗破伤风的新思想和新贡献有哪些？

3. 风毒在表和风毒入里的表现有何不同？治疗代表方剂？

（于庆生　张　琦）

第四节　冻　疮

冻疮，是指人体受寒邪侵袭，气血瘀滞，从而引起的局部性损伤，古称之为"涿"，首见于《五十二病方》，至隋《诸病源候论》始称其为"冻疮""烂冻疮"。吴谦主要按照病因对冻疮加以命名，如《医宗金鉴·外科心法要诀·冻疮》："此证由触犯严寒之伤，伤及皮肉着冻，以致气血凝结，肌肉硬肿，僵木不知痛痒。"新安医家对冻疮的病因病机及其证候论述不多，在辨证论治、用药经验等治疗却颇具特色。

一、病因病机认识

新安医家认为，外感寒邪，以致气血运行不畅，气血瘀滞，发为冻疮。如吴谦："此证由触犯严寒之伤，伤及皮肉着冻，以致气血凝结，肌肉硬肿，僵木不知痛痒。"（《医宗金鉴·外科心法要诀·冻疮》）冻疮的病因病机先前论著少有提及，至隋《诸病源候论》开始详细阐明其病因病机："严冬之月，触冒风雪寒毒之气，伤于肌肤，气血壅涩，因即涿冻，赤疼痛，便成冻疮。"至明清，《外科启玄》提出冻疮的病因病机除寒冷外袭外，还与本身体质虚弱有关："冻疮多起于贫贱卑下之人，受其寒冷，致令面耳手足初痛次肿，破出脓血，遇暖则发烧。亦有元气弱之人，不奈其冷者有之。"吴谦总结前贤诸论，认为其发病即为外感寒邪，侵袭过久，耗伤阳气，阳气不达，阳抑血凝，以致气血运行不畅，气血瘀滞，而成冻疮。重者肌肤坏死，故僵木不知痛痒，骨脱筋连，甚则阳气绝于外，荣卫结涩，不复流通而死。

二、治疗原则发挥

主张内外治相结合，指出暴冻不可即着热。对于经年不愈者，提倡初夏之日治疗，体现"冬病夏治"的思想。如吴谦说："即在着冻之处，塾衣揉搓，令气血活动；次用凉水频洗觉热，僵木处通活如故则已。若日久冻僵，疙瘩不散，用冰一块，绢包〔溻〕之，以僵疙瘩化尽为度，此从治之法也。若暴冻即着热，或进暖屋，或用火烘汤泡，必致肉死损形，轻则溃烂，重则骨脱筋连，急剪去筋，否则浸淫好肉。初治宜人参养荣汤，加醇酒服之；溃烂者，外按痈疽溃疡治法。亦有经年不愈者，用独胜膏敷之甚效。"（《医宗金鉴·外科心法要诀·冻疮》）。

冻疮在此以前已记载有外洗、外敷、按摩等多种外治方法，《外科大成》提出"宜服内托之药，以助阳气"的内治主张，此后，有关文献多沿袭此说，且以外治法为主。吴谦主张内治外治相结合，外治之法主要采用外洗、按摩之法，并指出对于暴冻不可即着热，否则轻则溃烂，重则骨脱筋连。现代认为医学亦认为冻疮复温勿用火烤。内治之法，初治以血虚寒凝为主，故吴谦以人参养荣汤，加醇酒以补养气血、温通血脉。对于经年不愈者，于初夏之日用独胜膏敷之。实际上体现了作者"冬病夏治"的思想，即根据《素问·四气调神论》中"春夏养阳，秋冬养阴"的原则，利用夏季气温高，机体阳气充沛的有利时机，调整人体的阴阳平衡，使冻疮宿疾得以恢复。

三、临床证治经验举例

（一）内治

吴谦用人参养荣汤治疗血虚寒凝证。

血虚寒凝证多见形寒肢冷，局部疼痛喜暖，舌淡，苔白，脉沉细。《医宗金鉴·外科心法要诀·冻疮》推荐使用人参养荣汤，组成：人参（三钱），黄芪（三钱），炙白术（三钱），甘草（钱半），当归（三钱），熟地（四钱），远志（一钱），桂心（一钱），陈皮（二钱），白芍（三钱），云苓（三钱），五味子（一钱），水煎服。

（二）外治

汪机的《外科理例·疮疥》（卷七）："冻疮用煎熟桐油调密陀僧末敷。"此为汪机治疗本病的验方，以熟桐油调密陀僧末外用，《唐本草》曰："调密陀味咸辛，平，有小毒。"《救急方》："治冻疮皲裂：桐油一碗，发一握。熬化瓶收，每以温水洗令软，敷之。"汪机取密陀僧消散肿毒，收敛防腐之功，配合熟桐油以保护肌肤，以防皲裂。

程让先的《外科秘授著要·冻疮》："将萝卜剜空，以蜡烛油灌内，炭火滚数沸，搽患处。"程让先用此法，主要取萝卜清热解毒之功。

思 考 题

1.新安医家对冻疮发病有何认识？

2.吴谦用人参养荣汤治疗冻疮的理论根据及方药组成分别是什么？

（于庆生　张　琦）

第五节　烧　伤

烧伤在古代一般以火烧和汤烫者居多，故又名水火烫伤、汤泼烫伤、火烧伤、汤火疮、火疮等。吴谦也在其著作中对烧伤加以论述，如《医宗金鉴·外科心法要诀·汤火伤》："此证系好肉暴伤，汤烫火烧，皮肤疼痛，外起燎疱。"

一、病因病机认识

新安医家认为，由汤烫、火烧外因致火毒热气攻里，溃蚀肌肤，损伤脏腑。

如吴谦说："此证系好肉暴伤，汤烫火烧，皮肤疼痛，外起燎疱。即将疱挑破，放出毒水使毒轻也。"（《医宗金鉴·外科心法要诀·汤火伤》）吴谦认为烧伤主要由汤烫、火烧外因而致，着重指出其变证，烧伤致使皮毛不存，渗液流津，气脱阴竭，火热蕴毒，溃蚀肌肤，损伤脏腑。若不及时救治，可致火毒热气攻里，甚则神昏闷绝。

二、病证鉴别诊断

必须分清轻重两证，重在全身症状的有无。诊治烫伤、烧伤，必须分清轻重两证，轻者只有局部症状，其治较易；重者出现全身症状，甚至出现火毒内陷，治疗较为复杂。正如《医宗金鉴·外科心法要诀·汤火伤》所说："其证虽属外因，然形势必分轻重，轻者施治，应手而愈；重者防火毒热气攻里，令人烦躁，作呕便秘，甚则神昏闷绝。"

三、治疗原则发挥

主张内治外治相结合，指出治疗禁忌，即本病治疗初始勿用冷水、凉剂，以防热毒伏内致生变证。如吴谦说："初伤用冷烧酒一盅，于无意中望患者胸前一泼，被吃一惊，其气必一吸一呵，则内之热毒，随呵而出矣。仍作烦闷者，以新童便灌之。外初用清凉膏涂之，解毒止痛，不致臭烂，次以罂粟膏涂之。痛止生脓时，换黄连膏贴之收敛。火毒攻里者，宜四顺清凉饮服之，务令二便通利，则毒热必解。初终禁用冷水、井泥浸渍伤处，恐热毒伏于内，寒滞束于外，致令皮肉臭烂，神昏便秘，端肩气喘，多致不救。外花炮火药烘燎者，治法同前。"（《医宗金鉴·外科心法要诀·汤火伤》）吴谦主张内治外治并重。烧伤可致火毒内攻，必须内外同治，则火毒难解。外治以膏药为主，并详细介绍膏药的配制方法，利于临床应用。内治以一剂四顺清凉饮清营凉血解毒。吴谦又指出本病治疗禁忌，初始勿用冷水、凉剂，以防热毒伏内致生变证，与现代医学的治法思想颇为一致。

四、临床证治经验举例

（一）内治

吴谦用四顺清凉饮治疗火毒内陷证　火毒内陷证多见壮热烦渴，躁动不安，口干唇焦，大便秘结，小便短赤，舌质红或红绛而干，苔黄或黄糙，或焦干起芒刺。《医宗金鉴·外科心法要诀·汤火伤》推荐四顺清凉饮，组成：防风、栀子（生研）、连翘（去心）、甘草（生）、当归、赤芍、羌活（各一钱），大黄（二钱），水二盅，灯心五十寸，煎八分，食远服。

（二）外治

吴谦的《医宗金鉴·外科心法要诀·汤火伤》推荐使用罂粟膏、清凉膏，方药组成如下。罂粟膏：罂粟花（十五朵，无花以壳代之），香油四两，将罂粟炸枯，滤净，入白蜡三钱溶化尽，倾入碗内，待将凝之时，下轻粉二钱，搅匀炖水中，令冷取出。临用时，挑脚挑膏，手心中捺化，搽于伤处，绵纸盖之，日换二次，其痛自止。次日用软帛挹净腐皮，再搽之。清凉膏：水泼生石灰末一升，加水四碗，搅浑澄清；取清汁一碗，加香油一碗，以箸顺搅数百转，其稠黏如糊，用鸡翎蘸扫伤处。

胡其重治疗烧伤，提出以盐末和米醋护肉不烂，后配合其他外治之法，如《简便验方·杖伤、汤火伤、破伤风》："凡汤火伤，起初即以盐末和米醋扫上，仍以醋泥频涂不绝，虽暂时痛苦，却能护肉不烂，然后用药敷贴，切不可就以冷物，以冷水洗并凉药敷贴，使热气不得出，必致溃肌烂肉难愈。治汤火伤痛不可忍，以菜油一碗浸一刻即不痛，两三日便退皮，如不便浸徐徐涂之。"

思考题

1. 查阅文献，简述烧伤三度四分法。
2. 在治疗上，新安医家为什么提出治疗禁忌"初始勿用冷水、凉剂"？
3. 吴谦的《医宗金鉴·外科心法要诀·汤火伤》对外治烧伤有何贡献？

（于庆生　张　琦）

第六节　臁　疮

臁疮，是指发生在小腿下部的慢性溃疡，俗称老烂腿。以程让先为代表的新安医家对本病的认识颇为深入，他在其著作中对本病加以命名，如《外科秘授著要·臁疮论》："女人名裙风裤口，日午之后，气多下坠，是疼苦经年不愈，变而成顽。"

一、病因病机认识

新安医家认为，湿热聚而为痰，流注而成脓，而生本病，强调痰在发病中的重要性。

如程让先说："盖为此症，由于脾胃积热，肝肾郁毒，热气凝滞，聚血成痰，是以疮毒无痰不生气，无不发结痰，流注作而为脓。"（《外科秘授著要·臁疮》）

以前医家对臁疮病因病机认识，多以湿热为主，如宋朝窦汉卿的《疮疡经验全书》中说："里外臁疮，三里之旁，阴交之侧生之者，因肾经寒气攻于下焦，内因风邪之所攻，外有冷气之所搏，或因撞伤所致，生此渐然溃烂，脓水不干……盖因湿热风毒相搏而致然也。"概因湿性黏滞而趋下加之皮肤损伤，蕴结而成。程让先对此认识，独辟蹊径，认为其发病为痰作祟，涉及脏腑为脾胃、肝、肾，发病因素为邪热、痰湿。"疮毒无痰不生气，无不发结痰"即强调痰在发病中的重要性。脏腑气血失和，水湿，津液凝结成痰，寒者为饮，热者为痰，可见臁疮是为湿热聚而为痰，流注作而为脓，即生本病。

二、病证诊断鉴别

臁疮分内外臁，外臁为胆、胃、膀胱三阳经所属，内臁由肝、脾、肾三阴经所属。如程让先说："自膝以下小腿外臁，由胆、胃、膀胱三阳经从头走足而终，为易治。小腿内侧由肝、脾、肾三经从足走腹而终，难治。因内臁有三阴交穴，此处患疮，极难收敛。若生于臁骨间，骨上肉少皮薄，此疮最重，至有多年不愈。疮口开阔，皮肉溃烂，臭秽可畏。"（《外科秘授著要·臁疮》）程让先将本病发病部位述为自膝以下，分内外臁。外臁为胆、胃、膀胱三阳经所属，内臁由肝、脾、肾三阴经所属。外臁疮由足三阳经湿热结聚而；内臁疮属三阴经蕴湿，兼血分虚热而成。外臁易治，内臁难治，《外科大成·胫部》亦有云："臁疮，女人为裙风裤口，生于外者，由三阳经湿热，易治。生于内者。由三阴经虚热，难瘥。"皆因此处溃难收敛。程让先从臁疮部位、形态、气味等方面详加描述，利于临床的诊断。

三、治疗原则发挥

主张内外兼治，内治重用升举之法，外治之药，宜分别内外臁，并提出本病需适当防护调养。对于臁疮的治疗原则的确立，程让先做出了很大的贡献，如《外科秘授著要·臁疮论》："相傅夹膏有效或不效，因所感不同也。或属阴虚，或属脾虚，或属阴火，或属肝火，或脾气下陷，湿热滞于下部，必内服汤剂，用升举之法，然后外贴膏药，则经络调和，皮肤自合。若漫肿作痛或不肿不痛，属三阴经也，或发寒热，俱宜八珍汤，十全大补汤。脾虚夹表邪者，补中益气汤，加桔梗、白芷。脾虚湿热流脓，口干食少者，加白茯苓、白芍或加熟地，炒黑黄柏。挟怒气加山栀、川芎。有郁加归脾丸，再加柴胡，若患处黑暗，属肝肾虚败，宜八味丸。外治之药，仍宜分别内外臁，因风湿用葱汤洗净，贴龙骨膏，风热者马齿膏，湿热者窑土膏，气血凝滞者，小车丸加乳香少许掺之。内臁初起洗以盐汤，贴以腊矾纸，重者桐油膏，痒者蕲艾膏，久不愈者，内外通用炉灰膏，点去瘀内后贴黄蜡膏。其他得效诸方，皆平时目击有验者。"内治程让先重用升举之法，并根据不同的兼证予以加减。外治之法，强调宜分别内外臁，不可一概视之。

程让先对臁疮的治疗又进一步发挥，认为本病防护调养非常重要，如《外科秘授著要·臁疮》："毒气胀肿，故多苦楚，需善调养，翘足端坐，勿多行动，庶可调治。然此疮贫苦人多，焉能善养，惟医治得法，亦可奏功。大法不论新久，但看皮肉紫黑，毒气炽甚，先用腊矾丸十枚服以解其毒，外用青云膏贴之，驱毒追脓，待脓尽用六味丸加龟板、杞子、天冬、牛膝多服滋补肝肾，自然生肌，肉平即换太乙膏，随掺生肌散收口，常用葱白、花椒煎汤洗净为妙。"程让先提出本病需适当防护调养，应尽量避免直立用力、肩头负重、赤足涉水、远途跋涉等，以避免外来损伤，减轻气血瘀滞，使血脉通畅，以加速伤口的愈合，利于防止溃疡复发。他还认为，得此疾患应积极治疗，医治得法，方可奏效，主张内外兼治。

四、临床证治经验举例

（一）内治

1.程让先用补中益气汤加减治疗脾虚湿盛证 脾虚湿盛证多见病程日久，疮面色暗，黄水浸淫，患肢浮肿，纳食腹胀，便溏，面色萎黄，舌淡，苔白腻，脉沉无力。程让先《外科秘授著要·臁疮论》："……脾虚夹表邪者，补中益气汤，加桔梗、白芷。脾虚湿热流脓，口干食少者，加白茯苓、白芍或加熟地，炒黑黄柏。"组成：人参（一钱），当归（一钱），生黄芪（二钱），白术（土炒，一钱），升麻（三分），柴胡（三分），甘草（炙，一钱），麦冬（去心，一钱），五味子（研，五分），陈皮（五分），上十味，水二盏，姜三片，枣二枚，煎一盏，空心热服。

2.程让先用八味丸治疗气虚血瘀证 气虚血瘀证多见溃烂多年，腐肉已脱，边厚色白，疮面肉色苍白，四周肤色暗黑，板滞木硬，舌淡紫，舌苔白腻，脉细涩。程让先《外科秘授著要·臁疮论》："……若患处黑暗，属肝肾虚败，宜八味丸。"方药组成：柴胡（二钱），苦参、沙参、青木香、连翘、龙胆草、槐花、生地黄（各一钱），上八味，水二盏，煎一盏，热服，微汗痛减，再服即愈。

（二）外治

如程让先的《外科秘授著要·臁疮》："……肉平即换太乙膏，随掺生肌散收口，常用葱白、花椒煎汤洗净为妙。生肌散：寒水石（醋煅）、乳香、没药、官粉（各三钱），轻粉、水银、孩儿茶、白及（同儿茶炒）、珍珠（各一钱），海螵蛸（一钱），为极细末收用，如疮口大者用生肌白玉膏贴之，待肉长平仍用生肌散掺用。"如程让先的《外科秘授著要·臁疮论》："龙骨膏治外臁风湿：龙骨、乳香、密陀僧、没药（各二钱），海螵蛸（一钱五分），肥皂子（五个烧灰存性），为末，清油调，用棉纸作夹膏，隔日一翻，两面贴之甚效。马齿膏治内臁风热：马齿苋煎汁一锅去渣入黄丹成膏。窑土膏治外臁湿热：窑土（伏龙干亦可）、黄丹、轻粉、乳香、没药、赤石脂等分为末清油调成膏，用棉纸作夹膏，以绢缚定任其痒不可搔。"

思考题

1. 简述臁疮与筋瘤的关系。
2. 内臁和外臁在经络归属上有何异同？
3. 程让先用补中益气汤加减治疗臁疮的理论根据是什么？

（于庆生　张　琦）

第三篇　新安医学骨伤科

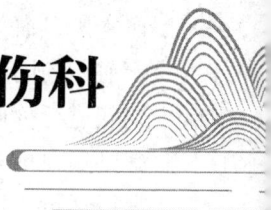

第七章　损伤概述

创伤是骨伤科临床的最常见疾病，主要表现为骨折、关节脱位和伤筋，新安医家对其论述颇多，代表有吴谦等编著的《正骨心法要旨》，书中记载了各部位的骨折脱位达30余种和损伤内证10余种，刊印了正骨图谱和器具图谱，归纳了"摸、接、端、提、推、拿、按、摩"正骨八法；在强调手法复位的同时，重视合理的固定及内外用药，这些治疗原则仍在现在的临床起到指导作用。

一、病因病机认识

新安医家认为，损伤的病因主要与跌伤、打伤等外因有关，此外还与年龄、体质等内在因素有关，损伤的病机可与气血、津液、经络、脏腑等有关。如《医宗金鉴·正骨心法要旨》引用《内经》经文阐述损伤的病因病机，如《灵枢经·邪气脏腑病形篇》曰："有所堕地，恶血在内，有所大怒，气上而不下，积于胁下，则伤肝。"认为跌打损伤后瘀血留于体内，由于肝藏血，瘀血从其所属而归于肝，从而影响肝的功能，这就是所谓的"败血必归于肝"之理。

对于损伤与肺的关系，引用《素问·脉要精微论》曰："肝脉搏坚而长，色不青，当病坠，若因血在胁下，令人喘逆。"认为损伤后瘀血留内而归于肝，则见肝脉搏坚而长的弦脉，面色不青表示无肝胆疾病。而足厥阴肝经布于胁肋，并循行喉咙之后，其别支从肝脏贯穿横膈再上注到肺；此外，肺属金，肝属木，肝经血瘀为木气偏亢，木亢则反侮肺金，导致肺金虚损而出现喘逆之证。

损伤与脾的关系，《灵枢经·邪气脏腑病形篇》曰："有所击扑，若醉入房，汗出当风，则伤脾"。认为击扑损伤则瘀血留内，瘀血归于肝而肝经郁血，肝属木，脾属土，木盛则乘土，从而导致脾土虚弱。而醉酒、行房事、汗出过多又可造成阴血亏虚，加上感受风寒，则脾阳受困，气血生化不足，又影响损伤的修复。

损伤与津液的关系，《医宗金鉴·正骨心法要旨》引用《金匮要略》曰："寸口脉浮，微而涩，然当亡血，若汗出。设不汗出者，其身有疮，被刀斧所伤，亡血故也"。由于寸口脉微为阳虚，脉涩为血虚，脉浮为血虚不能涵阳，三脉并见当属阴血亏虚，由于津血同源，如果患者无出汗过多的病史，那就只能归咎于失血，但失血又有吐血、下血等，现患者身有刀斧金疮，由此可知寸口脉浮微而涩且无汗的原因是金疮失血。

对于损伤与经络的关系，《医宗金鉴·正骨心法要旨》引用《灵枢经·厥病论》曰：

"头痛不可取于腧者，有所击堕，恶血在内，伤痛未已，可侧刺不可远取之也"。认为气为血之帅，血为气之母，气行则血行，气滞则血瘀，而经络为气血运行的通道。如果损伤后瘀血留内则气机阻滞而出现疼痛，例如瘀血积聚引起的头痛，治疗时只可侧刺而不可远取腧穴进行针刺。因为远取腧穴进行针刺只能泻除经络中运行的气，却不能祛除瘀血，而气虚则瘀血更难以祛除，所以不可远取腧穴。侧刺损伤局部可直接消散瘀血，瘀血散则气机得以运行，疼痛得以治愈。

二、病证诊断鉴别

损伤之证可分外伤和内伤，新安医家对损伤的诊断主要依靠望、闻、问、切四诊，尤其重视采用触摸手法来判定外伤中的骨折、脱位和筋伤。如《医宗金鉴·正骨心法要旨》云："摸即用手仔细摸患处。手下可感知骨断、骨碎、骨歪、骨整、骨软、骨硬。筋强、筋柔、筋歪、筋正、筋断、筋走、筋粗、筋翻、筋寒、筋热以及表里虚实，可知患处的新旧。摸而知其病因：跌打，挫闪或打撞。"《江氏伤科方书》也通过摸法来判断有无骨折，如"凡打伤跌肿，肉中之骨不知碎而不碎，医人以手轻轻摸肿处，若有声者，其骨已破"。在诊断中新安医家更重视骨骼的生理和病理解剖，如《医宗金鉴·正骨心法要旨》在论述手法的重要性时说："盖一身之骨体，既非一致，而十二经筋之罗列序属，又各不同，故必素知其体相，识其部位，一旦临证，机触于外，巧生于内，手随心转，法从手出。"通过合适的手法，"则骨之截断、碎断、斜断，筋之弛纵、卷挛、翻转、离合，虽在肉里，以手扪之，自悉其情，法之所施，使患者不知其苦，方称为手法也。"对肘关节脱位，"肘骨者，胳膊中节上、下支骨交接处也，俗名鹅鼻骨。若跌伤，其肘尖向上突出，疼痛不止，汗出战栗。"可见尺骨鹰嘴后移出现靴状畸形是肘关节脱位的重要体征。

损伤除了出现外伤的骨折、脱位和筋伤外，往往伤及气血，甚至连及脏腑，因此临床辨证应注意有无内伤，如《医宗金鉴·正骨心法要旨》曰："凡跌打损伤、坠堕之证，恶血留内，则不分何经，皆以肝为主。盖肝主血也，故败血凝滞，从其所属，必归于肝。其痛多在胁肋、小腹者，皆肝经之道路也。若壅肿痛甚，或发热自汗，皆宜斟酌虚实，然后用调血行经之药"。

三、治疗原则发挥

1.重视手法在损伤中的重要性，并将手法分为摸、接、端、提、按、摩、推、拿八法 《医宗金鉴·正骨心法要旨》详细论述了八法的方法和适应证，如"接者，谓使已断之骨，合拢一处，复归于旧也。……相其形势，徐徐接之，使断者复续，陷者复起，碎者复完，突者复平。或用手法，或用器具，或手法、器具分先后而兼用之，是在医者之通达也。""端者，两手或一手擒定应端之处，酌其重轻，或从下往上端，或从外向内托，或直端、斜端也……""提者，谓陷下之骨，提出如旧也。其法非一；有用两手提者。有用绳帛系高处提者。有提后用器具辅之不致仍陷者……""按者，谓以手往下抑之也。摩者，谓徐徐揉摩之也。此法盖为皮肤筋肉受伤，但肿硬麻木，而骨未断折者设也。或因跌扑闪失，以致骨缝开错，气血郁滞，为肿为痛。宜用按摩法，按其经络，以通郁闭之气；摩其壅聚，以散瘀结之肿，其患可愈。""推者，谓以手推之，使还旧处也。拿者，或两手一手捏定患处，酌其宜轻宜重，缓缓焉以复其位也。若肿痛已除，伤痕已愈……是伤虽平，而气血之流行未畅……惟宜推拿，以通经络气血也……"

此外，《医宗金鉴·正骨心法要旨》还介绍了一种攀索、叠砖的方法对脊柱骨折脱位进行复位，这在当时是一种较为先进的复位方法。"凡胸腹腋胁，跌打碰撞垫努，以致胸陷而不直者。先令患者以两手攀绳，足踏砖上，将后腰拿住，各抽去砖一个，令患者直身挺胸，少倾又各去砖一个，仍令直身挺胸，如此者三，其足着地，使气舒瘀散，则陷者能起，曲者可直也。再将其胸以竹帘围裹，用宽带八条紧紧缚之，勿令窒碍。但宜仰睡，不可俯卧侧眠，腰下以枕垫之，勿令左右移动。"

2.骨折复位后应采用适当的固定器具进行固定 《医宗金鉴·正骨心法要旨》中介绍了多种固定器具，以适用于不同部位的骨折和脱位。固定器具的重要性在于"跌扑损伤，虽用手法调治，恐未尽得其宜，以致有治如未治之苦，则未可云医理之周详也。"

对于四肢长骨干骨折，可采用竹帘进行固定，"凡肢体有断处，先用手法安置讫，然后用布缠之，复以竹廉围于布外，紧扎之，使骨缝无参差走作之患，乃通用之物也。"

对于锁骨骨折或肩锁关节骨折脱位，可用披肩固定，"凡是两肩跌打损伤，其骨或断或碎或侧突，或为斜行骨折，或故错缝并伴有筋翻转。治疗时，让患者仰卧凳上，使骨折复位，并通过理筋手法理顺筋脉。先用棉花贴身垫好，然后用披肩夹住肩的前后，系紧绳索，外用白布缠裹，用长二尺余，宽三四寸扶手板，两端穿绳悬空挂起前臂，从而不使肩骨下垂。七日后打开披肩查看，如果痊愈，可拆板不用。如未能愈合，则仍要使用。若不按照此方法治疗，可造成肩部的残疾。"

髌骨骨折可用抱膝固定，"膝盖骨复于楗、胻二骨之端，本活动物也。若有所伤，非骨体破碎，即离位而突出于左右，虽用手法推入原位，但步履行止，必牵动于彼，故用抱膝之器以固之，庶免复离原位，而遗跛足之患也。其法将抱膝四足，插于膝盖两旁，以竹圈辖住膝盖，令其稳妥，不得移动，再用白布宽带紧紧缚之。"

脊柱骨折可用腰柱固定，"腰间闪挫岔气者，以常法治之。若腰节骨被伤错笋，臀肉破裂，筋斜伛偻者，用醋调定痛散，敷于腰柱上，视患处将柱排列于脊骨两旁，务令端正；再用蕲艾，做薄褥覆于柱上，以御风寒，用宽长布带，绕向腹前，紧紧扎裹，内服药饵，调治自愈。"

3.损伤的治疗应内外相结合 新安医家对于损伤的治疗重视手法复位、固定和内外用药相结合，这也是我们现在临床上治疗损伤的治疗原则。如对肱骨骨折的处理，《医宗金鉴·正骨心法要旨》曰："臑骨……或坠车马跌碎，或打断，或斜裂，或截断，或碎断。打断者有碎骨，跌断者则无碎骨，壅肿疼痛，心神忙乱，遍体麻冷。皆用手法，循其上下前后之筋，令得调顺，摩按其受伤骨缝，令得平正。再将小杉板周围逼定，外用白布缠之。内服正骨紫金丹（丁香、木香、瓜儿血竭、儿茶、熟大黄、红花、当归头、莲肉、白茯苓、白芍、丹皮、甘草），外贴万灵膏（鹳筋草、透骨草、紫丁香根、当归、自然铜、瓜儿血竭、没药、川芎、赤芍、半两钱、红花、川牛膝、五加皮、石菖蒲、茅山苍术、木香、秦艽、蛇床子、肉桂、川附子、半夏、石斛、草薢、鹿茸、虎胫骨、麝香）。如壅肿不消，外以散瘀和伤汤（番木鳖、红花、生半夏、骨碎补、甘草、葱须）洗之。"

4.损伤的救治要分清轻重缓急 损伤之证可有头部、胸部以及内脏的损伤，随时都可出现生命危险，新安医家重视危重症的诊断和治疗。如《跌打秘方》曰："凡人看指甲，先看中指甲，黑色者伤重，脚指甲黑色者亦重。眼内有红筋或眼白珠赤色者亦凶，面黑者大凶。睾丸上升者更凶，脚底黄色者亦凶。""凡跌打损伤重症，不可匆忙下药。若患者不能开口，先将乌梅嚼烂擦其牙龈，或将皂角末吹入鼻中，得喷嚏口即开，随用韭菜根捣汁顿热和童便服之。不下咽者难治，若纳下即同瘀血吐出，视其伤之轻重，先服夺命神丹，随服疏风理气汤，外敷吊伤丹。若小便不通用火灸法或熏洗法。若破碎伤，用封药（降香末、五倍子、人参末）护之，次用接骨紫金丹（土鳖虫、硼砂、黄麻根、自然铜、桃仁、归尾、五铢钱、制乳没、骨碎补、红花、儿茶、朱砂、麝香、上血竭）。若腹痛者宜行，行后审症轻重依方加减可也。"

5.对于复杂性骨折可在麻醉下采用手术治疗 新安医家对于粉碎性骨折复位困难者，采用麻醉后切开复位，对骨折粉碎严重者可采用骨移植的方法进行处理，这在当时的骨科是一种较为先进的技术。如《江氏伤科方书》介绍："骨已破，先用二十号宝麻药（川乌、草乌、蟾酥、半夏、南星、黄麻花、闹洋花）一服，然后割开；如血不止，用二十四号止血散（血见愁、马兰头、川三七、旱莲草），又用二十号宝麻药一服，再取骨出。若骨碎甚，即以别骨填接；外贴十八号膏药（大黄、川归、肉桂、生地、红花、川连、甘草、荆芥、白及、白蔹）。"用时加膏上末药（土鳖、血竭、龙骨、象皮、螵蛸、珍珠、乳香、没药八味，再贴），内服六号接骨丹（炙乳香、炙没药、骨碎补、酒浸当归、煅硼砂、血竭、土鳖虫）。

6.按损伤穴道辨证用药 人身遍布穴道，《江氏伤科方书》载有"凡人周身一百零八穴，小穴七十二处，大穴三十六处，打中小穴重亦无妨，打中大穴虽轻亦死，今将三十六大穴道明受伤治法。"三十六大穴主要位于头面、胸腹部，一方面是气血在经络上的重要交汇点，另一方面是指大穴所处部位是重要脏器所在。一旦受伤可能合并颅脑和胸腹腔脏器损伤，严重者往往威胁患者生命。《江氏伤科方书》根据损伤穴道不同，采用不同的方药进行救治，如"心中名黑虎偷心穴，打中者立刻眼目昏花，人事不省，拳回气绝，速宜治之。先用加减汤加官桂一钱、丁香六分；次用七厘散二分；再用夺命丹二三分；再用紫金丹三四服。"

四、临床证治经验举例

现在临床上对损伤的治疗原则是复位、固定、内外用药和练功，这与新安医家的治疗是吻合的。

1.复位 复位方法分闭合复位和切开复位，复位手法有正骨手法和理筋手法，新安医家均有论述。如正骨手法有手摸心会、拔伸牵引、旋转、回旋、折顶、分骨、提按横挤、屈伸收展、摇摆、叩挤等；理筋手法有推法、摩法、揉法、按压法、擦法、滚法、拿捏法、弹筋法、拨络法、拍击法、抖法、搓法等，这些都是新安医家正骨八法的发展和延伸。切开复位由于现代医学的发展，目前临床上广为开展，新安医家由于当时条件的限制，虽有论述，但不够仔细全面。

2.固定 目前临床上对损伤后的固定可分外固定和内固定，外固定中分小夹板、石膏、支具等，《医宗金鉴·正骨心法要旨》介绍的各种固定器具对现在临床上应用的各种内外固定材料具有较好的指导意义。如临床上采用切开复位、丝线或钢丝环扎固定，克氏针张力带钢丝固定，以及手法复位抓髌器固定等，都是对抱膝固定的发展。尤其是抓髌器就是根据抱膝设计的经皮外固定器，它是通过手法复位后，用抓髌器的五个爪子相当于抱膝的四足钳夹住分离移位的髌骨上下段，从而使骨折复位后能得以稳定。此外，如腰柱相当于现在的腰围和脊柱外固定的其他器具，通过腰柱的固定可较好地限制腰椎骨折或骨折脱位的再移位，从而使腰椎能得以稳定。现在对于脊柱的骨折或骨折脱位一般多采用手术切开复位内固定，但术后外固定支具的固定仍必不可少，这在几百年前属于较为先进的技术和固定理念。

3.中药内治 损伤之证的内治可分早、中、后期进行论治，早期如见肢体瘀肿疼痛或胸、胁、腰、腹胀痛，大便秘结，舌红苔黄，脉弦数的体实患者，可用攻下逐瘀法，方用桃核承气汤（桃仁、大黄、桂枝、甘草、芒硝）加减；对伤后气滞血瘀肿痛并见，而无严重的实热闭结之症者，可用行气活血法，胸胁伤用血府逐瘀汤（当归、生地、桃仁、红花、枳壳、赤芍、柴胡、甘草、桔梗、川芎、牛膝），腹部伤用膈下逐瘀汤（当归、川芎、赤芍、桃仁、红花、枳壳、甘草、丹皮、香附、玄胡、乌药、五灵脂），腰及少腹伤用少腹逐瘀汤（小茴、干姜、玄胡、没药、当归、川芎、肉桂、赤芍、蒲黄、五灵脂），四肢伤用桃红四物汤（桃仁、川芎、香附、当归、赤芍、生地、红花、丹皮、玄胡），头面伤用通窍活血汤（赤芍、川芎、红花、桃仁、生姜、葱、麝香）。

损伤后引起的错经妄行，创伤感染，火毒内攻，热邪蕴结或壅聚成毒等证，可用清热凉血法，方用犀角地黄汤（生地、赤芍、丹皮、犀角）加减；热毒蕴结于筋骨或内攻营血等证，可用清热解毒法，方用五味消毒饮（金银花、野菊花、蒲公英、紫花地丁、紫背天葵）加减。

损伤中期，瘀凝、气滞、肿痛尚未尽除，可用和营止痛法，方用七厘散（血竭、麝香、冰片、乳香、没药、红花、朱砂、儿茶）；如筋已理顺，骨位已正，瘀肿渐消，筋骨已连但未坚实者，可用接骨续筋法，方用续筋活血汤（归尾、赤白芍、生地、红花、地鳖虫、骨碎补、自然铜、续断、落得打、乳香、没药）加减；如伤后仍有瘀血凝滞，筋膜粘连，或兼有风湿，筋络挛缩、僵直，关节屈伸不利者，可用舒筋活络法，方用舒筋活血汤（羌独活、防风、荆芥、当归、续断、青皮、牛膝、五加皮、杜仲、红花、枳壳）加减。

损伤后期，气血亏虚者，可用补气养血法，气虚用四君子汤（人参、白术、茯苓、甘草），血虚用四物汤（川芎、当归、白芍、熟地），气血两虚者用八珍汤；脾胃虚弱者可用补益脾胃法，方用参苓白术散（扁豆、党参、白术、茯苓、炙甘草、山药、莲子肉、薏苡仁、桔梗、砂仁、大枣）；肝肾亏虚者用补益肝肾法，阴虚者用左归丸（熟地、山药、山萸肉、枸杞子、菟丝子、龟板、鹿胶、川牛膝），阳虚者用右归丸（熟地、山药、山萸肉、枸杞子、菟丝子、杜仲、鹿胶、当归、附子、肉桂）加减。

如损伤后风寒湿邪乘虚侵袭经络，出现关节痹痛，遇天气变化则发或加重者，可用温经通络法，方用麻桂温经汤（麻黄、桂枝、红花、白芷、细辛、桃仁、赤芍、甘草）加减；如伤后阴液亏损，邪毒留于阴分，出现潮热、盗汗、大便燥结、舌红少苔等症，可用滋阴清热法，方用知柏地黄丸（知母、黄柏、熟地、山药、茯苓、泽泻、山萸肉、丹皮）加减。

4.中药外治 新安医家在治疗损伤时在采用内服药物外,同时非常重视中药外治,往往采用膏药外贴,汤药熏洗,如用万灵膏外贴,散瘀和伤汤外洗等。此外还采用一些酊剂、油膏等,这在现在的临床上也一直广泛使用。

5.练功疗法 练功疗法是贯彻损伤治疗原则中动静结合的重要手段,是治疗骨关节损伤的一种重要方法,在损伤后遗症的治疗中更占有重要地位,对手术后的康复也有良好的作用。目前临床上有在医生指导下患者进行自主锻炼,也有通过器械辅助进行功能锻炼,甚至有专业的康复医疗专家指导患者进行康复训练。

思考题

1.新安医家认为损伤的病机与哪些脏腑的关系最为密切?

2.新安医家提出的正骨手法有哪几种?

(张建华 王 正)

第八章 外伤诸证

外伤诸证主要包括头皮外伤、颅骨骨折、颅底骨折、上颌和下颌骨折、颞颌关节脱位、脑震荡、脑挫裂伤、颅内血肿、脑干损伤，胸骨、肋骨损伤，颈椎、胸椎、腰椎、骶尾椎损伤以及四肢骨折、脱位等诸多内容。

第一节 头面部外伤

头面部外伤临床上较为常见，尤其在目前的临床上，中医学由于在人体解剖上的认识不足，因此在处理头部外伤和内伤方面也有很多不足之处。但新安医学通过辨证治疗头面部的外伤和骨折，尤其是一些方剂在现在可借鉴应用，而在诊断和治疗时应借助现代的诊疗设备和手术技术进行及时处理。

一、病因病机认识

新安医家认为头面部外伤多由打击或撞击所致，早期多表现为瘀阻清窍等实证，后期多表现为气血、肝肾亏虚等虚证。《医宗金鉴·正骨心法要旨》认为头部和脑组织在人体中是非常重要的，如"颠者，头顶也。其骨男子三叉缝，女子十字缝。一名天灵盖，位居至高，内涵脑髓，如盖，以统全体者也。"头部一旦受到打击或撞击损伤，脑和脑气必然受损，扰乱宁静之府，而出现神不守舍，心乱气越；同时头部脉络受损，血离经脉而渗溢留瘀，气滞血瘀，阻于清窍，压迫脑髓，使清阳不升，浊阴不降，气机逆乱，神明昏蒙，脑的功能发生障碍或紊乱，而出现诸多症状。损伤后期也可出现气血、肝肾亏虚等症，表现为头晕目眩、心慌、纳差、精神不振等。

二、病证诊断鉴别

新安医家将头面部分为颠部、囟骨、扶桑骨、凌云骨、山角骨、寿台骨、后山、两颧骨、地阁骨、玉梁骨、玉堂、两钩骨等，根据不同部位的损伤采用不同的治疗方法。如"颠者，头顶也。或磞撞损伤，如猝然而死，身体强硬，鼻口有出入声气，目闭，面如土色，心口温热跳动者，此证可治。""囟骨者，婴儿顶骨未合，软而跳动之处，名曰囟门。或跌打损伤，骨缝虽绽，尚未震伤脑髓，筋木振转。其形头项浮光，面虚眼肿，鼻大唇翻舌硬，睡困昏沉。""地阁骨，即两牙车相交之骨，又名颏，俗名下巴骨，上载齿牙。打扑损伤者，腮唇肿痛，牙车振动虚浮，饮食不进，目闭神昏，心热神乱，气弱体软。""玉梁骨，即耳门骨。其处上即曲颊，下即颊车，两骨之合钳也。耳门内上通脑髓，亦关灵明。若垫伤击伤，而有碍于骨肉者，肿痛流血。若伤重内连脑髓，及伤灵明，必昏沉不省人事，不进饮食，若再平素气血皆虚，必为不治之证。""两钩骨，名曲颊，即上颊之合钳，曲如环形，以纳下牙车骨尾之钩者也。打扑损伤，耳肿腮硬，牙关紧急，嚼物不合。"（《医宗金鉴·正骨心法要旨》）

现在临床上头面部损伤多与脑外科、五官科、口腔科、眼科有关，一般以头皮外伤、颅骨骨折、颅底骨折、上颌和下颌骨折、颞颌关节脱位、脑震荡、脑挫裂伤、颅内血肿、脑干损伤等最为常见。

三、治疗原则发挥

1. 强调头面部损伤的治疗重在急救　由于头面部损伤往往危及生命，因此正确及时的救治是至关重要的。如《正骨心法要旨》在对颠部损伤的治疗时强调，"切不可撅拿，并扶起盘坐，盖恐惊乱之气上冲，或从伤处，或从七窍走泄，必伤性命也。惟宜屈膝侧卧先将高醋调混元膏（羚羊血、没药、漏芦、红花、大黄、麝香、升麻、白及、生栀子、甘草、明雄黄、白敛），敷于顶上，以定痛消肿，活血拔毒。再将草纸卷点着，令烟气熏其口鼻，再燃煤淬入醋内，使热气熏蒸口鼻，如无煤之处，烧铁淬之亦可，以引五脏血脉，使之通和。待其口中呻吟有声，即以童便调八厘散（苏木面、半两钱、自然铜、乳香、没药、血竭、麝香、红花、丁香、番木鳖），温服，可以气转阳回。外用手法，推按心胸、两肋、腋下、腹上。并轻托内腕攒筋，频频揉摩，即掌后高骨，寸关尺诊脉处也。夫冲撞损伤，则筋脉强硬，频频揉摩，则心血来复，命脉流通，即可回生。"

对于后山骨损伤出现昏迷，开启牙关，灌服八厘散是抢救的要点。"如误从高处坠下，后山骨伤太重，筋翻气促，痰响如拽锯之声，垂头目闭，有喘声者，此风热所乘，至危之证，不能治也，遗尿者必亡。惟月芽形者，更易受伤。如被坠堕打伤，震动盖顶骨缝，以致脑筋转拧疼痛，昏迷不省人事，少时或明者，其人可治。急以凉水蘸发，启开牙关，以酒调八厘散灌之，服后目开，痛苦有声，二目流泪，愈见可治之兆。"（《医宗金鉴·正骨心法要旨》）

2. 颅脑外伤的救治强调综合治疗　对于头面部损伤除了及时地抢救生命外，应根据损伤的部位、程度、时间和临床表现的不同，采取不同的治疗方法。如早期有出血者应及时止血，后期气血亏虚者应补益气血等。《医宗金鉴·正骨心法要旨》论述对凶骨损伤的治疗，包括止血、药物内服、外贴和熏洗等，并结合铁熨法和灸熨法，真正体现了综合救治。如凶骨"或跌打损伤，骨缝虽绽，尚未震伤脑髓，筋未振转……宜扶起正坐。即以葱汁合定痛散，敷于伤处；再以毛头纸蘸醋贴药上，烧铁熨斗烙纸上，以伤处觉热疼，口中有声为度。去药贴万灵膏，三日一换。待疼止思食，始揭去膏，以和伤汤洗之，则风除肿散，血活气理矣。肉破出血者，即用马屁勃灰先止其血，次用榆树皮灸熨法，内服人参紫金丹（人参、丁香、五加皮、甘草、茯苓、当归、血竭、骨碎补、五味子、没药）……若肉破血流不止，骨陷筋翻，必损脑髓，身软屈手筋强，气息无声，则危笃难医。若破痕触冒寒风者，不治"。根据其临床表现不同可采用不同的治法，如对扶桑骨"若跌扑损伤，或掀肿，或血出，或青紫坚硬，头疼耳鸣，青痕满面，憎寒恶冷，心中发热，大便干燥，宜内服正骨紫金丹。如破损者，外以灸熨法定痛，外破者乌龙膏敷之"。

3. 对下颌关节脱位应及时复位、固定和内外用药　《跌打秘方》描述对下颌关节脱位的口内复位法在现在的临床上一直在使用，"倘下颌骱脱落，先用宽筋散熏洗，次以绵裹大指入其口，指抵住下边，外用手心托住，缓缓揉上，推进骱骨而止，再服补肾和气汤。"《医宗金鉴·正骨心法要旨》对下颌关节损伤的治疗是"用布兜裹系缚顶上，内服大神效活络丹（白花蛇、乌梢蛇、麻黄、防风、炙草、官桂、草豆蔻、羌活、元参、天麻、藿香、何首乌、白芷、川连黄、老耆、熟地黄、川大黄（各二两），辽细辛、赤芍药、朱砂、没药、乳香、直僵蚕、天竺黄、败龟板、丁香、虎胫骨、乌药、青皮、黑附子、白蔻仁、骨碎补、白茯苓、于白术、当归、沉香、全蝎、葛根、威灵仙、瓜儿血竭、犀角、麝香、地龙、净松香、两头尖、川芎、京牛黄、片脑）消瘀散，止痛和血，理气健脾。再嚼化人参紫金丹。搽固齿散，口漱荜拨散（荜拨、良姜、细辛），以去牙根肿痛。外贴万灵膏，忌风寒冷物，戒气恼。"

四、临床证治经验举例

对颅脑损伤的救治，目前临床上多根据损伤的时期不同采用不同的治疗方法，同时应根据临床表现不同进行对症治疗。

1.早期的一般治疗　早期的治疗以抢救生命为主，有伤口出血者应及时止血、抗休克，对开放性颅脑损伤和有颅内血肿（包括硬脑膜外、硬脑膜下或脑内血肿等）者，应及时进行手术治疗。

2.昏迷期的治疗　昏迷期的治疗以开窍通闭为主，对气闭晕厥，两手握固，牙关紧闭，苔白，脉沉迟的血瘀气闭患者，可用辛香开窍法，方用黎洞丸磨汁灌服；对有高热，神昏窍闭，抽搐等症者，用安宫牛黄丸以清心开窍；对昏迷痰热阻窍者，用至宝丹以清热豁痰开窍；对高热昏迷痉厥者，用紫雪丹或神犀丹以清热镇痉开窍。同时可针对昏迷、呃逆、呕吐等配合针灸治疗。

3.苏醒期的治疗　此期患者可由昏迷逐渐清醒，常表现神志恍惚不清，头痛头晕，呕吐恶心不止，夜寐烦躁不宁，或醒后不省人事，感觉迟钝，昏睡嗜卧等症，治宜镇心安神、升清降浊，可用琥珀安神汤或用《医宗金鉴·正骨心法要旨》的正骨紫金丹内服。

4.中、后期的治疗　头部损伤之后，人体元气大伤，耗气伤肾而致脑气不足，同时可影响脏腑功能。临床多以肝肾亏损、脑气虚衰为主，治宜补肝肾、益脑髓，可用人参紫金丹内服。《医宗金鉴·正骨心法要旨》认为，"此丹提补元气，健壮脾胃，止渴生津，增长精神，和通筋血，被跌扑闪撞而气虚者，最宜服之。"

思考题

1.新安医家论述的头面部外伤与现代医学的哪些损伤相关？

2.简述头面部外伤的中后期治疗原则和方法。

（张建华　王　正）

第二节　胸部损伤

胸部主要由胸骨和肋骨组成，与胸椎一起构成胸腔，保护心、肺等重要脏器。损伤轻者可出现胸胁挫伤、屏伤，重者可出现肋骨、胸骨骨折，甚至出现气胸、血胸并危及生命。新安医学对胸骨、肋骨损伤的诊治方法及预后的判断值得学习和借鉴。

一、病因病机认识

新安医家认为胸部损伤多因负重屏气或遭撞击所致，病机以瘀血凝结为主，同时瘀血可化热，也可与痰互结，损伤严重者可出现气血衰脱。胸部损伤多由于负重屏气或受暴力撞击而致胸部气血、经络受损，临床上以胸部屏挫伤、肋骨骨折、气胸、血胸为多见。新安医家认为其病机有瘀血凝结，如《医宗金鉴·正骨心法要旨》云："若内血瘀聚肿痛，伛偻难仰者。"瘀阻日久则可化热，"有受伤日久，胸骨高起，肌肉消瘦，内有邪热瘀血，痞气膨闷，睛蓝体倦，痰喘咳嗽者"。也有损伤较重，出现血气胸，表现为气血衰脱，"若伤重者，内干胸中，必通心、肺两脏，其人气乱昏迷，闭目，呕吐血水，呃逆战栗者，则危在旦夕，不可医治矣"。

二、病证诊断鉴别

新安医家认为胸部损伤的部位不同，其临床表现也有轻重之别，以离心脏最近的岐骨损伤最为严重。新安医家将胸部损伤分为胸骨、岐骨、蔽心骨、凫骨伤。其中胸骨指上胸段胸骨和肋骨的总称，《医宗金鉴·正骨心法要旨》云："胸骨，即髑骭骨，乃胸胁骨之统名也：一名膺骨，一名臆骨，俗名胸膛。其两侧自腋而下，至肋骨之尽处，统名曰胁。胁下小肋骨曰季胁，俗名软肋。肋者，单条骨之谓也，统胁肋之总，又名曰胠。"其损伤"凡胸骨被物从前面撞打跌扑者重，从后面撞扑者轻"。

岐骨相当于胸骨体部和附近的肋软骨，"岐骨者……内近心君，最忌触犯"。其损伤"或打扑，或马撞，则血必壅瘀而多疼痛。轻者只在于膈上，重者必入心脏，致神昏目闭，不省人事，牙关紧闭，痰喘鼻煽，久而不醒，醒而神乱，此血瘀而坚凝不行者也，难以回生。"

蔽心骨相当于胸骨的下方包括剑突和肋软骨，其损伤多因"跌打撞振伤损"，临床上表现为"疼痛不止，两胁气串，满腹疼痛，腰伛不起，两手按胸"。

凫骨多指下方的肋骨，损伤后多表现为"其人必低头伛腰，痛苦呻吟，惟侧卧不能仰卧，若立起，五内皆痛，或头迷神昏，饮食少进"。

三、治疗原则发挥

1.胸部损伤应根据损伤特点辨证治疗　新安医家将胸部损伤分为瘀血凝结、邪热瘀血、气血衰脱等证型进行辨证论治，《医宗金鉴·正骨心法要旨》对于瘀血凝结型采用活血化瘀为治则。"早晨以清上瘀血汤（羌活、独活、连翘、桔梗、枳壳、赤芍、当归、山栀子、黄芩、甘草、川芎、桃仁、红花、苏木、川大黄、生地黄）、消下破血汤（柴胡、川芎、川大黄、赤芍药、当归、栀子、五灵脂、木通、枳实、红花、赤牛膝、泽兰叶、苏木、生地黄、黄芩、桃仁），分上膈、下膈以治之"。对于有邪热瘀血者，"宜加减紫金丹（白茯苓、苍术、当归、熟地黄、白芍药、陈皮、肉苁蓉、丁香、红花、瓜儿血竭、乳香、没药），以消热化痰，理气健脾，润肌定喘。"对气血衰脱型患者其病情危急，应补气摄血，可内服独参汤。

2.胸部损伤可根据损伤的轻重进行治疗 胸部损伤在当时如出现血气胸，其症状凶险，救治较为困难，因此应根据损伤的轻重不同采用不同的治疗方法。如《医宗金鉴·正骨心法要旨》对歧骨损伤应根据损伤轻重采用合理的救治方法。"如神不昏乱，仅瘀痛不止，胸满气促，默默不语，醒时犹能稍进饮食者，宜早晨服加减苏子桃仁汤（苏子、苏木、红花、桃仁、麦冬、橘红、赤芍、竹茹、当归）加枳壳，晚服疏血丸（百草霜、阿胶、藕节、侧柏叶、茅根、当归），外贴万灵膏，再以炒热定痛散（当归、川芎、白芍、官桂、三奈、麝香、红花、紫丁香根、升麻、防风）熨之，庶可愈也。"

对胸胁部损伤轻者也应根据病情进行治疗。"若两侧撅肋诸骨被伤者，则相其轻重以分别治之，凡胸胁诸伤轻者，如黎桐丸（京牛黄、冰片、麝香、阿魏、雄黄、川大黄、儿茶、天竺黄、三七、瓜儿血竭、乳香、没药、藤黄）、三黄宝蜡丸（天竺黄、雄黄、刘寄奴、红芽大戟、麒麟竭、归尾、朱砂、儿茶、净乳香、琥珀、轻粉、水银、麝香）等药，皆所必需，宜酌用之。"

3.对胸部损伤的患者可采用手法结合药物综合治疗 胸部损伤可见有屏挫伤和骨折，临床上可采用手法进行治疗，手法包括正骨手法和理筋手法，新安医家在采用手法治疗的同时，一般多配合药物内服和外用。如《医宗金鉴·正骨心法要旨》对胸部屏挫伤轻者可使用手法治疗，"凡胸骨被物从前面撞打跌扑者重，从后面撞扑者轻。轻者先按证用手法治之，再内服正骨紫金丹，外用面麸和定痛散灸熨之；或以海桐皮汤（海桐皮、铁线透骨草、明净乳香、没药、当归、川椒、川芎、红花、威灵仙、白芷、甘草、防风）洗之，贴万灵膏即能获效"。

对下段的肋骨骨折也可采用手法进行复位，然后再内服和外用中药，药物的作用是消散瘀血，以防瘀血积聚形成痼疾难愈。"凫骨者……上下二条，易被损伤，左右皆然。自此以上，有肘臂护之，难以着伤。在下近腹者，用手提之易治，盖其肋近边，可以着手，则断肋能复其位也……宜内服正骨紫金丹，洗以八仙逍遥汤（防风、荆芥、川芎、甘草、当归、黄柏、茅山苍术、牡丹皮、川椒、苦参），贴万灵膏及散瘀等药可愈。"

四、临床证治经验举例

1.对胸部屏挫伤的治疗 对伤气型宜疏肝行气止痛，可用摇拍手法并内服柴胡疏肝散（柴胡、芍药、枳壳、甘草、川芎、香附）加减；伤血者宜活血化瘀止痛，可行按摩手法，内服复元活血汤（柴胡、天花粉、当归尾、红花、穿山甲、大黄、桃仁）加减；气血两伤者宜气血同治，内服正骨紫金丹。外用可选万灵膏外贴。同时可配合针灸、理疗等治疗。

2.对肋骨骨折的治疗 目前对单纯肋骨骨折可进行必要的复位和胶布或宽绷带固定，对多根肋骨双处骨折有时需行肋骨牵引术，合并有血气胸者需行肋间闭合水封瓶引流。中药内治早期宜活血化瘀、理气止痛，伤气为主者以柴胡疏肝散加减，伤血为主者以复元活血汤或血府逐瘀汤加减；中期以补气养血、接骨续筋，可选用人参紫金丹；后期胸胁隐隐作痛或陈伤者宜化瘀和伤、行气止痛，可选用黎洞丸。外用可外贴万灵膏或用海桐皮汤熏洗。

3.对气胸的治疗　目前对气胸的治疗,少量气胸可自行吸收,肺压缩超过30%可行穿刺进行抽吸,对开放性气胸或张力性气胸则需行手术胸腔闭式引流。药物治疗中若呼吸困难,面色苍白,唇绀者,宜扶正祛邪平喘,方用二味参苏饮(人参、苏木)加减;若气促兼有发热,苔黄,脉数者,宜宣肺清热,方用十味参苏饮(人参、桔梗、半夏、紫苏、前胡、葛根、枳壳、茯苓、陈皮、甘草、生姜)加减;若咳嗽痰涎壅盛,宜祛痰平喘,方用三子养亲汤(紫苏子、白芥子、莱菔子)加减。

4.对血胸的治疗　对非进行性血胸,出血量不多者,一般能自行吸收,出血较多者可行穿刺抽吸;对进行性血胸应在防治休克的同时,及时进行手术探查止血。药物治疗中对气血衰脱者宜补气摄血,方用独参汤;对瘀血凝结者宜活血祛瘀,方用清上瘀血汤或消下破血汤;对血瘀化热者宜清热凉血化瘀,方用加减紫金丹加五味消毒饮。

思考题

　　1.新安医家论述的胸部损伤包括哪些?相当于现代医学的哪些损伤?
　　2.胸部屏挫伤的中医辨证治疗有哪些?

(张建华　王　正)

第三节　脊柱损伤

　　脊柱损伤在临床上较为常见,尤其是当前社会的高速发展,车祸、高空坠落等高能量损伤越来越多。因此,脊柱骨折和脱位的发病率也越来越高,其中以颈椎和胸腰椎骨折脱位尤为常见,新安医家对脊柱损伤的论述难以概括现代医学对脊柱损伤的认识,但其对脊柱损伤的复位方法和辨证用药可值得当今临床借鉴。

一、病因病机认识

　　新安医家将脊柱损伤分为颈椎、胸椎、腰椎、骶尾椎损伤,损伤机制主要为脊柱屈曲和过伸性损伤,气滞血瘀是其主要病机。新安医家将脊柱骨分为四大类,旋台骨相当于颈椎;背骨相当于胸椎;腰骨相当于腰椎;尾骶骨相当于骶尾椎。《医宗金鉴·正骨心法要旨》:"旋台骨,又名玉柱骨,即头后颈骨三节也,一名天柱骨。""背骨,自后身大椎骨以下,腰以上之通称也。其骨一名脊骨,一名膂骨,俗呼脊梁骨。其形一条居中,共二十一节,下尽尻骨之端,上载两肩,内系脏腑,其两旁诸骨,附接横叠,而弯合于前,则为胸胁也"。"腰骨,即脊骨十四椎、十五椎、十六椎间骨也。""尾骶骨,即尻骨也。其形上宽下窄,上承腰脊诸骨。两旁各有四孔,名曰八髎,其末节名曰尾闾,一名骶端,一名橛骨,一名穷骨,俗名尾椿。"

　　并将颈椎损伤分为四种,分别为"一曰从高坠下""一曰打伤""一曰坠伤""一曰扑伤";胸椎和腰椎的损伤多为跌打损伤或感受风寒;尾骶骨损伤多为跌伤后臀部着地,为"蹾垫"损伤。损伤后多表现为瘀血凝积,脉络不通,气机阻滞而出现疼痛不适,这些对脊柱损伤的病因病机认识与现在的认识基本相似。

二、病证诊断鉴别

新安医家认为脊柱损伤其损伤机制和部位不同，其临床表现也各不相同。《医宗金鉴·正骨心法要旨》对脊柱损伤的描述较为详细，虽无现在影像学诊断确切，但值得参考借鉴。颈椎如"从高坠下，致颈骨插入腔内"，此为纵向暴力损伤，多为垂直压缩骨折，表现为颈椎缩短；如为"打伤，头低不起"，多为屈曲暴力损伤引起颈椎压缩性骨折，表现为颈椎前屈不能伸直；如为"坠伤，左右歪斜"，也为颈椎受纵向暴力损伤，表现为颈椎侧方压缩或颈部软组织损伤；如"扑伤，面仰头不能垂"，多为颈椎受过伸性损伤，表现为颈椎脱位或骨折脱位。损伤后可出现"或筋长骨错，或筋聚，或筋强骨随头低"，以颈部紧张，活动受限为主要症状。

在诊断时新安医家要求"凡治者，临证时问其或坠车马蹉伤，或高处坠下折伤，或打重跌倒。再问其或思饮食，或不思饮食，或四肢无伤，而精神不减，或精神短少。或能坐起行走，或昏睡不语，或疼痛不止，瘀聚凝结，肿硬筋胀。"

现在临床上除了要仔细询问病史和体格检查外，尚需进行必要的影像学检查。胸椎损伤新安医家认为多为跌打损伤引起的，如"背骨……先受风寒，后被跌打损伤者，瘀聚凝结，若脊筋陇起，骨缝必错，则成伛偻之形"。其损伤多为跌伤后脊柱受屈曲暴力为多，而出现棘突后凸。腰椎也常见屈曲性暴力损伤，如《医宗金鉴·正骨心法要旨》云："若跌打损伤，瘀聚凝结，身必俯卧，若欲仰卧、侧卧皆不能也，疼痛难忍，腰筋僵硬。"这是因为腰椎受屈曲性暴力损伤后腰椎压缩，腰椎后凸从而影响患者仰卧休息。因此，对脊柱损伤新安医家主要从损伤的部位来确定诊断，并决定治疗方法和判断愈后。

三、治疗原则发挥

1.对脊柱损伤可根据损伤的特点采用不同的手法治疗　对颈椎损伤应根据不同原因的损伤采用不同的手法进行治疗，如《医宗金鉴·正骨心法要旨》对四种不同的暴力造成的损伤分别采用"一曰从高坠下，致颈骨插入腔内，而左右尚活动者，用提项法治之。一曰打伤，头低不起，用端法治之。一曰坠伤，左右歪斜，用整法治之。一曰扑伤，面仰头不能垂，或筋长骨错，或筋聚，或筋强骨随头低，用推、端、续、整四法治之。"

对胸椎损伤，"若脊筋陇起，骨缝必错，则成伛偻之形。当先揉筋，令其和软，再按其骨，徐徐合缝，背膂始直"。

对于腰椎损伤，"宜用手法，将两旁脊筋，向内归附膂骨，治者立于高处，将患者两手高举，则脊筋全舒，再令患者仰面昂胸，则膂骨正而患除矣"。这种采用脊柱过伸复位法，可通过前纵韧带的牵拉使椎体压缩性骨折达以恢复其高度。

此外，《医宗金鉴·正骨心法要旨》的攀索、叠砖复位法也是治疗胸腰段骨折的有效方法，其用法是："凡胸腹腋胁，跌打碰撞垫努，以致胸陷而不直者。先令患者以两手攀绳，足踏砖上，将后腰拿住，各抽去砖一个，令患者直身挺胸，少倾又各去砖一个，仍令直身挺胸，如此者三，其足着地，使气舒瘀散，则陷者能起，曲者可直也。再将其胸以竹帘围裹，用宽带八条紧紧缚之，勿令窒碍。但宜仰睡，不可俯卧侧眠，腰下以枕垫之，勿令左右移动。"目前临床上采用的腰背部垫枕练功复位法和以上方法类似，均是采用脊柱过伸复位治疗脊柱压缩性骨折。

2.中药内服、外用可达到活血祛瘀、消肿止痛的功效 对于颈椎损伤采用手法治疗后，可"皆宜内服正骨紫金丹，外敷万灵膏，并洗海桐皮汤，灸熨定痛散（当归、川芎、白芍、官桂、山柰、麝香、红花、紫丁香根、升麻、防风、老葱）"。其定痛散可"治一切打扑损伤，定痛消肿，舒筋和络"。对于胸椎损伤，可"内服正骨紫金丹，再敷定痛散，以烧红铁器烙之，觉热去敷药，再贴混元膏"。这种在内服和外敷药物的基础上可结合用烧红铁器烙之，从而使药物直达病所，以起到理疗的作用。

对于腰椎损伤，可"内服补筋丸（五加皮、蛇床子、沉香、丁香、川牛膝、白云苓、白莲蕊、肉苁蓉、菟丝子、当归、熟地黄、牡丹皮、宣木瓜、怀山药、人参、广木香），外贴万灵膏，灸熨止痛散（防风、荆芥、当归、蕲艾、牡丹皮、鹤虱、升麻、苦参、铁线透骨草、赤芍药、川椒、甘草）"。补筋丸"专治跌扑蹉闪，筋翻筋挛，筋胀筋粗，筋聚骨错，血脉壅滞，宣肿青紫疼痛等证。"止痛散的功效具有"止痛消肿，活血通经，避风驱寒"。

对于骶尾骨损伤，由于骨折移位一般不大，多采用药物治疗，"若蹲垫壅肿，必连腰胯，内服正骨紫金丹，洗以海桐皮汤，贴万灵膏"。

四、临床证治经验举例

1.脊柱损伤的一般治疗原则 现在对颈椎骨折，尤其在损伤早期，首先要进行合适的牵引和固定，并及时进行必要的X线和MRI检查，结合损伤的病史，确定骨折损伤的类型及有无合并脊髓损伤，然后再确定治疗方案。复位时一般采用颅骨牵引，必要时结合手术治疗以复位、固定和脊髓减压。而对采用手法复位，目前多不主张，以防加重脊髓损伤。

对于胸腰段或腰椎压缩性骨折，如果压缩或畸形明显者，可采用水平位对抗牵引，逐渐使脊柱过伸，从而使骨折复位。通过手术复位，如经椎弓根内固定系统，也是使脊椎过伸、前纵韧带张开牵拉，从而使压缩的椎体复位。当然，脊柱骨折不仅仅是压缩型骨折，临床上应进行详细的体格检查，并进行相应的X线、CT或MRI检查，如出现脊髓损伤或骨折不稳定，应行切开复位内固定，以重建脊柱的稳定性。

2.脊柱损伤的中医中药治疗 在药物治疗方面，除对合并脊髓损伤的患者早期主张用甲强龙冲击治疗外，中医中药在临床的应用有较高的价值。尤其是中药内服、外用结合针灸、推拿等综合治疗在脊柱损伤中疗效显著，同时在预防和治疗脊柱损伤所引起的并发症中得到了中西医各界的认可。

临床上一般将脊柱损伤分为早、中、晚三期，通过内服和外用中药进行治疗。

（1）早期 局部肿胀，剧烈疼痛，胃纳欠佳，大便秘结，苔薄白，脉弦紧，证属气滞血瘀，治宜活血行气，消肿止痛，方用复元活血汤或正骨紫金丹，外敷万灵膏。若兼有少腹胀满、小便不利者，证属瘀血阻滞、膀胱气化失调，治宜活血祛瘀，行气利水，方用膈下逐瘀汤合五苓散（猪苓、泽泻、白术、茯苓、桂枝）。若局部持续疼痛，腹满胀痛，大便秘结，苔黄厚腻，脉弦有力，证属血瘀气滞，腑气不通，治宜攻下逐瘀，方用桃核承气汤加减。

（2）中期　肿痛虽消而未尽，仍活动受限，舌质暗红，苔薄白，脉弦缓，证属瘀血未尽，筋骨未复，治宜活血和营，接骨续筋，方用复原通气散加减（木香、茴香、青皮、穿山甲、陈皮、白芷、甘草、漏芦、贝母）或人参紫金丹等。外敷万灵膏。

（3）后期　损伤后期，腰腿酸软，四肢无力，活动后隐隐作痛，舌淡苔白，脉虚细，证属肝肾不足，气血两虚，治宜补益肝肾，调养气血，方用六味地黄丸或八珍汤加减。

思考题

1.新安医家认为脊柱损伤的主要机制和病机是什么？

2.新安医家对脊柱损伤的治疗有哪些特点？

（张建华　王　正）

第四节　四肢骨折脱位

新安医家对四肢骨折脱位的论述以《医宗金鉴·正骨心法要旨》最为详尽，并进行了较为详细的分类，其次，江昱的手抄本《跌打秘方》和江考卿的《江氏伤科方书》中论述也较多，此外可散见于其他著作。他们对四肢骨折脱位的治疗多采用手法复位、夹板外固定，中药内服和外敷，这在现代临床上也是骨折和脱位治疗的指导原则。但由于当时科学发展的局限性，对全身骨骼的命名尚不统一，且缺乏现代的诊断和治疗手段，因此他们论述的诊疗方法很不全面，但一些复位的方法和内服、外敷的方药在现在的临床上仍有一定的应用价值。

一、病因病机认识

新安医家认为四肢骨折脱位的病因可分为直接暴力和间接暴力，病机主要为气滞血瘀。新安医家认为，四肢骨折脱位主要由跌打损伤所致，但不同部位的损伤其病因又各不相同。如《医宗金鉴·正骨心法要旨》描述锁骨骨折多为"击打损处，或骑马乘车，因取物偏坠于地，断伤此骨"，可为直接暴力打击，也可为跌伤肩部着地形成的传达暴力所致。肱骨骨折的形成，"或坠车马跌碎，或打断，或斜裂，或截断，或碎断"。腕部损伤时，"若坠车马，手掌着地，只能伤腕；若手指着地，其指翻贴于臂上者，则腕缝必分开"。这种跌伤时如果手掌着地，一般可出现腕部软组织损伤或桡骨远端骨折，而手指着地造成腕部过度背伸，可出现月骨脱位或月骨周围脱位的描述，与现代临床上对腕部损伤的病因认识是极其相近的。

对小腿开放性骨折的认识，"若被跌打损伤，其骨尖斜突外出，肉破血流不止"，这种胫腓骨骨折后刺破皮肤引起的开放性骨折在临床上极为常见。踝部损伤以扭伤最为多见，《医宗金鉴·正骨心法要旨》的认识也与现在的认识相似，"或驰马坠伤，或行走错误，则后跟骨向前，脚尖向后，筋翻肉肿，疼痛不止"。损伤的病机一般以骨断筋伤，瘀血凝结为主，而对股骨骨折和小腿开放性骨折容易出现失血过多，引起气血亏虚。

二、病证诊断鉴别

新安医家认为四肢骨折脱位其部位和损伤机制不同，临床表现也各不相同。新安医家对四肢骨折脱位的诊断主要依靠四肢骨关节的解剖和损伤后的临床表现，《医宗金鉴·正骨心法要旨》分部位详细论述各部位的损伤特点，为后世医家学习骨伤疾病提供了很好的帮助。如锁骨，"锁子骨，经名拄骨，横卧于两肩前缺盆之外，其两端外接肩解。击打损处，或骑马乘车，因取物偏坠于地，断伤此骨"。由于锁骨的位置表浅，骨折后可通过触摸来判断骨折。

肩关节附近的解剖为"髃骨者，肩端之骨，即肩胛骨臼端之上棱骨也。其臼含纳臑骨上端，其处名肩解，即肩髃与臑骨合缝处也，俗名吞口，一名肩头。其下附于脊背，成片如翅者，名肩胛，亦名肩髆，俗名锨板子骨"。损伤后出现肩关节脱位的表现，"以上若被跌伤手必屈转向后，骨缝裂开，不能抬举，亦不能向前，惟扭于肋后而已。其气血皆壅聚于肘，肘肿如椎，其肿不能过腕，两手脉反胀，瘀血凝滞。如肿处痛如针刺不移者，其血必化而为脓，则腕掌皆凉，或麻木"。

前臂由尺骨和桡骨组成，外伤后可出现单骨折和双骨折，"臂骨者，自肘至腕有正辅二根：其在下而形体长大，连肘尖者为臂骨。其在上而形体短细者，为辅骨，俗名缠骨。叠并相倚，俱下接于腕骨焉。凡臂骨受伤者，多因迎击而断也，或断臂、辅二骨，或惟断一骨，瘀血凝结疼痛"。

髋关节损伤如出现肢体畸形或短缩，多为骨折或脱位的表现，"胯骨，即髋骨也，又名髁骨。若素受风寒湿气，再遇跌打损伤，瘀血凝结，肿硬筋翻，足不能直行。筋短者，脚尖着地。骨错者，臀努斜行"。

髋关节脱位的表现，"环跳者，髋骨外向之凹，其形似臼，以纳髀骨之上端如杵者也，名曰机，又名髀枢，即环跳穴处也。或因跌打损伤，或蹉垫挂镫，以致枢机错努，青紫肿痛，不能步履，或行止欹侧艰难"。

股骨干骨折其出血量较多，肿胀明显，因此应积极救治，一旦出血失血性休克则救治困难。"大楗骨，一名髀骨，上端如杵，入于髀枢之臼，下端如锤，接于骱骨，统名曰股，乃下身两大肢之通称也，俗名大腿骨。坠马拧伤，骨碎筋肿，黑紫清凉，外起白泡，乃因骨碎气泄，此证治之鲜效。如人年少气血充足者，虽形证肿痛而不昏沉，无白泡者可治。"

这些对各个部位损伤机制的描述，充分体现了新安医家对患者的观察非常仔细。

三、治疗原则发挥

1.四肢骨折脱位的治疗首先强调复位和固定 新安医家对四肢各部位的骨折较为详细地介绍了复位和固定的方法，这些方法对现代临床也有一定的指导意义。如《医宗金鉴·正骨心法要旨》对锁骨骨折的复位和固定，"用手法先按胸骨，再将肩端向内合之，揉摩断骨，令其复位，然后用带挂臂于项，勿令摇动。"《跌打秘方》介绍使用棉布包裹斜拉到胸背部对锁骨骨折进行固定的方法与目前临床上采用的"∞"字带固定类似，"有登高跌扑，两肩天井骨受伤，不便帮扎，但见伤损肿胀，即先服喘气汤，使骨节相对。次用接骨散（羌活、防风、荆芥、自然铜、马兰、骨碎补、川断、五加皮、制乳香、制没药、皂角核）敷之，以绵包裹斜连搭胸背缚之，再服活血汤。"

对肩关节脱位的复位，《医宗金鉴·正骨心法要旨》介绍，"若臑骨突出宜将突出之骨，向后推入合缝，再将臑筋向内拨转，则臑、肘、臂、腕皆得复其位矣。"《跌打秘方》介绍，"盖肩骱落脱与膝骱落同，而膝骱送上有力，肩骱送下有力，总属易上。将一手按住其肩，一手托住其手，缓缓摇动使筋舒血畅。再另本人坐于低处，一人抱住其身，医者以两手又捏其肩，两膝夹住其手，齐力一上，用绵包裹好。"复位后应"用绵包裹好"进行及时和合理的固定，以防再次脱位而形成习惯性脱位。

肱骨干骨折复位后需用小夹板固定，《医宗金鉴·正骨心法要旨》介绍，"皆用手法，循其上下前后之筋，令得调顺，摩按其受伤骨缝，令得平正。再将小杉板周围逼定，外用白布缠之。"

骨折复位后及时的复查非常重要，由于前臂骨折容易出现再移位，如有移位应及时重新复位，这种理念对现在的临床也有较重要的指导意义。如《医宗金鉴·正骨心法要旨》介绍对前臂骨折的处理，"以手法接对端正，贴万灵膏，竹帘裹之，加以布条扎紧。俟三日后开帘视之，以手指按其患处，或仍有未平，再揉摩其瘀结之筋，令复其旧，换贴膏药，仍以竹帘裹之。"

膝关节脱位较为少见，《跌打秘方》介绍的复位方法值得参考，"凡治膝盖骨跌脱离骱，须用棉花衣捆作大包，令伤者仰卧，将包衬于膝下。一抬脚踝，若骨偏于左，随左而下；偏于右，随右而下。医者扶定棉包，以上手挽住其膝，下手按住其脚，使臼骱相对用力一扳推起入臼矣。"

对踝关节骨折脱位，《跌打秘方》介绍复位方法，"足踝之骱骨易出难上，须一手抬住其脚，掬上以脚跟；一手扳其脚趾，左出偏其左，右出偏其右，将脚掬上脚跟掬下，不可以一伸而上。"《医宗金鉴·正骨心法要旨》强调踝关节骨折脱位复位固定后不宜过早活动，否则会引起并发症，给治疗带来困难，"先用手法拨筋正骨，令其复位。再用竹板夹定跟骨，缚于胻骨之上。三日后解缚视之，以枕支于足后，用手扶筋，再以手指点按其筋结之处，必令端平。若稍愈后，遽行劳动，致胻骨之端，向里歪者，则内踝突出肿大；向外歪者，则外踝突出肿大，血脉瘀聚凝结，步履无力，足底欹斜，颇费调治，故必待气血通畅全复，始可行动。"

2.内外用药是促进四肢骨关节损伤修复的重要手段　新安医家在对跌打损伤的治疗中非常重视中药的内服和外用，如对锁骨骨折在复位和固定后，《医宗金鉴·正骨心法要旨》采用"内服人参紫金丹，外熨定痛散，再敷万灵膏，其证可愈"。而《跌打秘方》曰："有登高跌扑，两肩天井骨受伤，不便帮扎，但见伤损肿胀，即先服喘气汤，使骨节相对。次用接骨散敷之，以绵包裹斜连搭胸背缚之，再服活血汤。"其先内服喘气汤，可能为缓解疼痛，然后采用手法复位，再外敷接骨散，并使用外固定，最后内服活血汤以活血消肿止痛。

有时骨折的治疗可内服、外贴和熏洗并用，如《医宗金鉴·正骨心法要旨》对肩部损伤在手法治疗后，"内服补筋丸，外贴万灵膏，烫洗用海桐皮汤，或敷白胶香散（白胶香一味，为细末敷之），或金沸草汁（金沸草根捣汁涂筋封口，二七日便可相续止痛）涂之亦佳"。对肱骨骨折可"内服正骨紫金丹，外贴万灵膏。如壅肿不消，外以散瘀和伤汤洗之"。对手部骨折，由于局部肿胀发热，应预防感染，同时应根据患者的全身情况的不同采用不同的处理方法。"若手背与手心，皆坚硬壅肿热痛，必正其骨节，则无后患。若不实时调治，其所壅之血，后必化而为脓。气盛者，服疮毒之剂，调治可愈；气虚者，将来成漏矣。洗以散瘀和伤汤，贴万灵膏。"对于髋部骨折脱位由于容易出现股骨头缺血性坏死，《医宗金鉴·正骨心法要旨》则采用"宜先服正骨紫金丹，洗以海桐皮汤，贴万灵膏，常服健步虎潜丸（龟胶、鹿角胶、虎胫骨、何首乌、川牛膝、杜仲、锁阳、当归、威灵仙、黄柏、人参、羌活、干姜、白芍药、云白术、熟地黄、制大川附子）。"早期内服正骨紫金丹活血化瘀，后期则内服健步虎潜丸补肝肾、壮筋骨，活血通络。

《江氏伤科方书》认为，对四肢关节附近的骨折最好采用外敷药物治疗，防止出现关节活动障碍，"凡平直处跌打骨伤，皮不破，先用二十六号黑龙散（穿山甲、丁皮、川芎、枇杷叶、百草霜、当归）敷好，再用板夹缚平正。如曲折之处，只宜敷药，不宜夹缚，免愈后不能屈伸"。对损伤较重的患者应先洗后敷，"凡跌打伤重，必先用二十七号药水（艾、葱、桂枝、荆芥、归尾、槐花、苍术、防风、玄胡索）洗过，然后敷药，轻伤不必如此。"

四、临床证治经验举例

现代治疗骨折，应在继承中医丰富的传统理论和经验的基础上，结合现代自然科学（如生物力学和影像学）的成就，贯彻固定与活动统一（动静结合）、骨与软组织并重（筋骨并重）、局部与整体兼顾（内外兼顾）、医疗措施与患者主观能动性密切配合（医患合作）四个基本治疗观点，辨证地处理好复位、固定、练功活动、内外用药四大骨折治疗原则之间的关系，尽可能做到骨折复位不增加局部软组织损伤，固定骨折而不妨碍肢体活动，进而促进全身气血循环，增加新陈代谢，使骨折愈合与功能恢复并进，达到患者痛苦轻、骨折愈合快、功能恢复好、不留后遗症的治疗目的。

1.复位 复位的方法有闭合复位和切开复位。闭合复位又分手法复位、针拨复位和持续牵引，其中持续牵引既有复位作用又有固定作用。手法复位原则上要求达到解剖对位，但至少在对线、对位和肢体长度的要求上要达到功能复位。如果复位困难或患者为开放性损伤，或合并有重要的血管、神经损伤则需行切开复位。

2.固定 固定是治疗骨折的一种重要手段，骨折复位后，固定往往起到主导作用和决定性作用。固定的目的在于维持骨折复位后位置，减轻疼痛，有利于骨折愈合。骨折固定的方法有外固定和内固定，常用的外固定有小夹板、石膏固定、持续牵引及固定支架等；内固定有接骨板、骨圆针、螺丝钉、髓内钉等。

3.练功活动 骨折练功活动的主要目的是通过肌肉收缩和关节活动，加速全身和局部气血循环，化瘀消肿，濡养筋骨关节，增加骨折端垂直压应力，促进骨折愈合；防止肌肉萎缩、骨质疏松、肌腱韧带挛缩、关节僵硬等并发症，尽快恢复肌肉和关节功能。骨折早期是使患肢肌肉进行舒缩活动，但骨折部上下关节则不活动或轻微活动；中期除了进行患肢肌肉舒缩活动外，应在指导下逐步活动骨折部上下关节；后期以加强伤肢各关节活动为重点，下肢要加强负重行走活动。

4.药物治疗　内服和外用中药对纠正因损伤而引起的脏腑、经络、气血功能紊乱，促进骨折愈合有良好的作用。骨折早期，由于筋骨脉络的损伤，血离经脉，瘀积不散，气血凝滞，经络受阻，宜活血化瘀、消肿止痛为主，方用复元活血汤或正骨紫金丹；如损伤较重，瘀血较多，应防其瘀血流注脏腑而出现昏沉不醒等症，可用桃核承气汤通利之；外用万灵膏或定痛散等。骨折中期，瘀肿虽消而未尽，骨尚未连接，治宜接骨续筋为主，方用桃红四物汤或续筋活血汤；外用接骨续筋药膏等。骨折后期，骨已连接但不够坚固，伤后气血亏虚、肝肾不足或兼受风寒湿邪，伤肢有筋肉粘连，治宜补肝肾、壮筋骨、养气血，兼温通经络，方用健步虎潜丸、人参紫金丹、加减补筋丸（当归、熟地黄、白芍药、红花、乳香、白云苓、骨碎补、广陈皮、没药、丁香）等；外用万应膏、损伤风湿膏，熏洗用海桐皮汤等。

思考题

1.新安医家在四肢骨折的内外用药中有何特色？

2.新安医家认为四肢骨折的病因病机主要是什么？

（张建华　王　正）

第九章　损伤内证

凡内伤可表现出内证，而严重的脊柱和四肢损伤也可表现出不同程度的损伤内证。因此损伤内证不仅是内伤的外在表现，也是严重外伤的全身表现。由于内证是由外伤所致，其中气血的改变是损伤内证的病理基础。气血是脏腑功能的物质基础，在治疗上应以治疗气血为主，同时也要兼顾脏腑；临证时还要辨别虚实寒热，根据损伤的早、中、晚期进行分期论治；而内证是由于外伤所致，治疗上还需内外兼治。

第一节　损伤出血

损伤出血，是指损伤患处或诸窍出血，包括内出血或外出血。

一、病因病机认识

新安医家认为，伤损之证，患处或诸窍出血，内出血或外出血，均为血脉破损所致。伤损出血，多为金刀等锐器损伤或棍棒打击等钝器损伤以及跌打坠扑等损伤导致脉络破裂所致。但亦有脏腑功能失调而致血脉破损者，如《医宗金鉴·正骨心法要旨》指出，"肝火炽盛，血热错经而妄行""中气虚弱，血无所附而妄行""元气内脱，不能摄血"和"血蕴于内"等皆可致脉损血溢。

二、病证诊断鉴别

《医宗金鉴·正骨心法要旨》将伤损出血分为阳络出血和阴络出血。"致伤阳络者，则为吐血、衄血、便血、尿血。伤于阴络者，则为血积、血块、肌肉青黑。"其病因是"凡伤损而犯劳碌，或怒气肚腹胀闷，或过服寒凉等药"。病机是"此皆脏腑亏损，经隧失职"。也就是阳络出血是脏腑和经络受损或功能失调，血经诸窍出于外，而阴络出血是出血留于体内的。对诸窍出血，分为"吐血、衄血、便血、尿血"等。其中"伤损呕吐黑血者，始因打扑伤损，败血流入胃脘，色黑如豆汁，从呕吐而出也。"

三、治疗原则发挥

对于外出血者，新安医家主张应及时止血，如《江氏伤科方书》曰："凡跌打血来不止，用二十五号桃花散（陈年石灰一斤，用牛胆浸七次，取出，同大黄炒如桃花色，去大黄用）或二十四号止血散（血见愁、马兰头、三七、旱莲草）；再不止，用三七、山羊血，外用桃花散圈上。"对"伤损之证，或患处或诸窍出血者，此肝火炽盛，血热错经而妄行也，用加味逍遥散（白术、茯苓、当归、白芍、柴胡、薄荷、黑栀、丹皮）清热养血"。"若中气虚弱，血无所附而妄行，用加味四君子汤（人参、白术、茯苓、炙甘草、姜、枣）、补中益气汤（人参、黄芪、白术、当归、升麻、柴胡、陈皮、炙甘草、姜、枣）"补气养血止血。"或元气内脱，不能摄血，用独参汤加炮姜以回阳；如不应，急加附子"。

用以补气摄血，回阳救逆。"如血蕴于内而呕血者，用四物汤（当归、川芎、白芍、熟地黄），加柴胡、黄芩"养血活血，清热止血。对"伤损呕吐黑血者"，"形气实者，用百合散（川芎、赤芍药、当归、百合、生地黄、侧柏叶、荆芥、犀角、丹皮、黄芩、黄连、栀子、郁金、大黄）；形气虚者，加味芎藭汤（川芎、当归、白术、百合、荆芥）"。

四、临床证治经验举例

对损伤出血的处理，局部急救止血的原则是立即压迫出血的血管或堵塞出血的伤口，并根据不同的情况和解剖位置选择止血的方法。对于出血较多，患者有失血性休克表现时，应及时输血和抗休克治疗。中药治疗，对于大出血之危候，如血压下降、烦躁喘促、四肢厥冷、唇甲发绀、汗出如珠、尿量减少、舌淡苔白、脉微欲绝等症，在输血输液的同时，可用独参汤、参附汤等补气摄血。损伤出血后，瘀血积聚，若瘀积于头部可用通窍活血汤，瘀积于胸胁用血府逐瘀汤，瘀积于膈下用膈下逐瘀汤，瘀积于少腹用少腹逐瘀汤，并可酌加田七、蒲黄、藕节、当归尾、红花、苏木、王不留行、刘寄奴等。如为积瘀生热，血热妄行之出血，宜凉血止血，上部诸窍出血可用犀角地黄汤，吐血咯血用四生丸，尿血用小蓟饮子，便血用槐花散。伤后血虚，面色苍白，头晕眼花，心悸气短，少气懒言，舌质淡白，脉微细数者，宜补血养血，可用四物汤加味，兼气虚者加黄芪、党参、白术等以补气生血，兼阴虚者加阿胶、龟板、鳖甲等滋阴养血。

思考题

1. 损伤出血的病因病机有哪些？
2. 阳络出血和阴络出血有何区别？

（张建华　王　正）

第二节　损伤疼痛

损伤疼痛是指外力伤害机体后而引起的疼痛证候。

一、病因病机认识

新安医家认为，气滞血瘀是引起损伤疼痛的主要病因。

《医宗金鉴·正骨心法要旨》引用《内经》云："气伤作痛，形伤作肿'。又云：'先肿而后痛者，形伤气也；先痛而后肿者，气伤形也。"认为气滞血瘀是引起损伤疼痛的主要原因。所谓"伤损之证，肿痛者，乃瘀血凝结作痛也。若胀而重坠，色或青黑，甚则发热作渴汗出者，乃经络壅滞，阴血受伤也。"又如"伤损之证，肌肉作痛者，乃荣卫气滞所致。""若胸腹胀痛，大便不通，喘咳吐血者，乃瘀血停滞也。""伤损腹痛之证，如大便不通，按之痛甚者，瘀血在内也。""伤损腰痛、脊痛之证，或因坠堕，或因打扑，瘀血留于太阳经中所致。"

此外，损伤后气血亏虚，血虚则气机运行不畅，也可引起疼痛不适，如"伤损之证，血虚作痛者，其证则发热作渴，烦闷头晕，日晡益甚，此阴虚内热之证。""胸胁闷痛，发热晡热，肝经血伤也"。"若腹痛，按之反不痛者，血气伤也。"瘀血日久化热也可引起疼痛，如"伤损而少腹引阴茎作痛者，乃瘀血不行，兼肝郁火所致。""伤损胁肋胀痛之证，如大便通利，喘咳吐痰者，肝火侮肺也。"筋骨受损，脉络不通也可导致疼痛，如"伤损之证，骨伤作痛者，乃伤之轻者也。若伤重，则或折、或碎，须用手法调治之……此乃磕磞微伤，骨间作痛，肉色不变。"

二、病证诊断鉴别

《医宗金鉴·正骨心法要旨》根据疼痛的病机将损伤疼痛分为四种。

一为气滞疼痛，如"伤损之证，肌肉作痛者，乃荣卫气滞所致"；"若胸腹胀满，饮食少思，肝脾气滞也"；"若胸腹不利，食少无寐，脾气郁结也"；"若痰气不利，脾肺气滞也"。

二为瘀血疼痛，如"伤损之证，肿痛者，乃瘀血凝结作痛也"；"伤损之证，胸腹痛闷者，多因跳跃、捶胸，闪挫、举重，劳役恚怒所致……如畏手摸者，肝经血滞也"；"若胸腹胀痛，大便不通，喘咳吐血者，乃瘀血停滞也"；"伤损腰痛、脊痛之证，或因坠堕，或因打扑，瘀血留于太阳经中所致"。

三为血虚疼痛，如"伤损之证，血虚作痛者，其证则发热作渴，烦闷头晕，日晡益甚"；"若胸胁闷痛，发热晡热，肝经血伤也"。

四为肝经郁火化热疼痛，如"伤损胁肋胀痛之证，如大便通利，喘咳吐痰者，肝火侮肺也"；"伤损之证，胸腹痛闷者……其胸腹喜手摸者，肝火伤脾也"。

同时，根据疼痛部位可分肌肉作痛、骨伤作痛、胸腹痛闷、胁肋胀痛、腹痛、少腹引阴茎作痛、腰痛、脊痛等。

三、治疗原则发挥

《医宗金鉴·正骨心法要旨》指出：瘀血疼痛，"宜先刺去恶血以通壅塞，后用四物汤以调之。"

对肌肉疼痛，"荣卫气滞所致，宜用复元通气散。筋骨间作痛者，肝肾之气伤也，用六味地黄丸。"

对骨伤作痛，"此乃磕磞微伤，骨间作痛，肉色不变，宜外用葱熨法，内服没药丸，日间服地黄丸自愈矣。"

对血虚作痛，"其证则发热作渴，烦闷头晕，日晡益甚，此阴虚内热之证。宜八珍汤加丹皮、麦冬、五味子、肉桂、骨碎补治之。"

对胸腹痛闷之证，"其胸腹喜手摸者，肝火伤脾也，用四君子汤加柴胡、山栀。如畏手摸者，肝经血滞也，用四物汤加柴胡、山栀、桃仁、红花。若胸胁闷痛，发热晡热，肝经血伤也，用加味逍遥散。若胸胁闷痛，饮食少思，肝脾气伤也，用四君子汤加芎、归、柴、栀、丹皮。若胸腹胀满，饮食少思，肝脾气滞也，用六君子汤加柴胡、芎、归。若胸腹不利，食少无寐，脾气郁结也，用加味归脾汤（黑栀、牡丹皮、人参、炙黄芪、白术、茯神、枣仁、当归、木香、远志、圆肉、炙甘草、姜、枣）。若痰气不利，脾肺气滞也，用二陈汤加白术、芎、归、山栀、天麻、钩藤。如因过用风热之药，致肝血受伤，肝火益甚。或饮糖酒，则肾水益虚，脾火益炽。若用大黄、芍药内伤阴络，反致下血，少壮者，必成痼疾；老弱者，多致不起。"

对胁肋胀痛之证，"如大便通利，喘咳吐痰者，肝火侮肺也，用小柴胡汤加青皮、山栀清之。若胸腹胀痛，大便不通，喘咳吐血者，乃瘀血停滞也，当归导滞散通之。"

对伤损腹痛之证，"如大便不通，按之痛甚者，瘀血在内也，用加味承气汤下之。既下而痛不止，按之仍痛，瘀血未尽也，用加味四物汤补而行之。若腹痛，按之反不痛者，血气伤也，用四物汤加参、芪、白术，补而和之。若下而胸胁反痛，肝血伤也，用四君子汤加芎、归补之。既下而发热，阴血伤也，用四物汤加参、术补之。既下而恶寒，阳气伤也，用十全大补汤补之。既下而恶寒发热者，气血伤也，用八珍汤补之。下而欲呕者，胃气伤也，用六君子汤加当归补之。下而泄泻者，脾肾伤也，用六君子汤加肉果、补骨脂补之。若下后手足俱冷，昏愦出汗，阳气虚寒也，急用参附汤。若吐泻而手足俱冷，指甲青者，脾肾虚寒之甚也，急用大剂参附汤。口噤、手撒、遗尿、痰盛、唇青体冷者，虚极之坏证也，急用大剂参附汤，多有得生者。"对伤损腰痛、脊痛之证，"或因坠堕，或因打扑，瘀血留于太阳经中所致，宜地龙散（地龙、官桂、苏木、麻黄、黄柏、当归尾、桃仁、甘草）治之。"

对少腹引阴茎作痛，"乃瘀血不行，兼肝郁火所致；宜用小柴胡汤（柴胡、黄芩、制半夏、人参、炙甘草、姜），加大黄、黄连、山栀服之。待痛势已定，再用养血之剂，自无不愈矣。"

四、临床证治经验举例

目前临床上一般将损伤疼痛根据其病机分为气滞痛、瘀血痛、挟风寒湿痛和邪毒痛。

1.气滞痛　常有外伤史，如闪伤、凝伤、岔伤、逆气等，主要表现为胀痛，痛多走窜、弥漫，或痛无定处，甚则不能俯仰转侧，睡眠时翻身困难，咳嗽、呼吸、大便等屏气时疼痛加剧。治宜理气止痛，方用复元通气散（木香、茴香、青皮、穿山甲、陈皮、白芷、甘草、漏芦、贝母）。若痛在胸胁部，可用金铃子散（金铃子、玄胡）加独圣散；若痛在胸腹腰部，可用柴胡疏肝散（柴胡、芍药、枳壳、甘草、川芎、香附）。

2.瘀血痛　常由跌打、碰撞、压轧等损伤引起，主要表现为疼痛固定于患处，刺痛，拒按，局部多有青紫瘀斑或瘀血肿块，舌质紫暗，脉细而涩。治宜活血祛瘀止痛，方用和营止痛汤（赤芍、当归尾、川芎、苏木、陈皮、桃仁、续断、乌药、乳香、没药、木通、甘草），外敷双柏散（侧柏叶、黄柏、大黄、薄荷、泽兰）。

3.挟风寒湿痛　常有伤后居住湿地或受风寒病史，起病缓慢，病程较长，常反复发作。局部酸痛重着，固定不移，屈伸不利或肌肤麻木不仁，遇阴雨天发作或加重，喜热畏冷，得热痛减，舌苔白腻。治宜祛风散寒除湿，佐以活血化瘀，方用独活寄生汤（独活、防风、川芎、牛膝、桑寄生、秦艽、杜仲、当归、茯苓、党参、熟地黄、白芍、细辛、甘草、肉桂）加减，并施针灸按摩。

4.邪毒痛 起病较急，多在伤后3～5天出现，局部疼痛逐渐增剧，多为跳痛、持续痛，并可见高热、恶寒、倦怠，病变部红肿，皮肤焮热，舌质红、苔黄、脉滑数，治宜清热解毒、活血止痛，方用五味消毒饮合桃红四物汤。

思考题

　　1.损伤疼痛的主要病机是什么？

　　2.损伤疼痛主要有哪几种类型？

（张建华　王　正）

第三节　损伤发热

损伤发热又称伤后发热，是指受伤后积瘀或感受邪毒而生热，体温超过正常范围者。

一、病因病机认识

新安医家认为，伤后发热多由血虚、阴盛、瘀血、邪毒等所致。如《医宗金鉴·正骨心法要旨》认为，损伤发热主要有以下因素，"若因出血过多……此血虚发热也"、阴盛发热、亡血发热、血脱发热。瘀血壅滞也可引起发热，"若胀而重地，色或青黑，甚则发热作渴汗出者，乃经络壅滞，阴血受伤也。"感受邪毒或外感表邪也可出现发热，"伤损之证，外挟表邪者，其脉必浮紧，证则发热体痛。"

二、病证诊断鉴别

《医宗金鉴·正骨心法要旨》对各种损伤发热的临床表邪进行了描述，如"伤损之证发热者，若因出血过多，脉洪大而虚，重按之全无者，此血虚发热也"；"脉若沉微，按之软弱者，此阴盛发热也"；"若发热烦躁，肉瞤筋惕者，此亡血也"；"如发热汗出不止者，此血脱也"；"若胀而重地，色或青黑，甚则发热作渴汗出者，乃经络壅滞，阴血受伤也"；"伤损之证，外挟表邪者，其脉必浮紧，证则发热体痛"。临床上应根据患者的不同表现进行辨证分析，如"血脱之证，其脉实者难治，细小者易治"。

三、治疗原则发挥

《医宗金鉴·正骨心法要旨》针对不同类型的损伤发热采用不同的治法和方药。

如对血虚发热，用"用当归补血汤"以补气养血。

对阴盛发热，是因为阴寒内盛，虚阳格于外的浮热，则应扶阳益火，以消阴盛，方用"四君子汤加炮姜、附子"。

对亡血引起的发热，"宜用圣愈汤（人参、川芎、当归、熟地黄、生地、黄耆）"以补气养血。

对血脱引起的发热，"宜用独参汤"补气摄血。

对"经络壅滞，阴血受伤"引起的发热，"宜先刺去恶血以通壅塞，后用四物汤以调之"，瘀血既去，则用四物汤补血养血活血，瘀去新生则发热自退。

对外感夹表引起的发热，"形气实者，宜疏风败毒散（当归、川芎、白芍药、熟地黄、羌活、独活、桔梗、枳壳、柴胡、白茯苓、白芷、甘草、紫苏、陈皮、香附）以疏风清热；形气虚者，宜加味交加散（当归、川芎、白芍药、生地黄、苍术、厚朴、陈皮、白茯苓、半夏、羌活、独活、桔梗、枳壳、前胡、干姜、肉桂、甘草、柴胡，有热者，去干姜、肉桂），或羌活乳香汤（羌活、独活、川芎、当归、赤芍药、防风、荆芥、丹皮、续断、红花、桃仁、乳香、生地黄，有热者，加柴胡、黄芩）以散之。"

四、临床证治经验举例

目前临床上将损伤发热分为瘀血热、邪毒热和血虚热进行辨证论治。

1.瘀血热　对新伤瘀血发热，并有局部肿胀、疼痛者，治宜活血祛瘀为主，瘀去则热自清，方用和营止痛汤加丹皮、栀子；对伤后瘀积发热，热邪迫血妄行而有咯血、呕血、尿血者，治宜清热凉血祛瘀，方用犀角地黄汤或圣愈汤；对瘀积于阳明之府的实热证者，有胸腹满痛、大便秘结等，治宜攻下逐瘀泻热，方用桃核承气汤；对瘀积于胸胁，证见两胁胀痛、呼吸不舒者，为肝经瘀血，治宜活血祛瘀、疏肝清热，方用加味逍遥散（白术、茯苓、当归、白芍、柴胡、薄荷、黑栀、丹皮）。

2.邪毒热　初起证见发热、恶寒、头痛、全身不适，苔白微黄，脉浮数者，治宜疏风清热解毒，方用疏风败毒散；毒邪壅于肌肤积瘀成脓，见局部焮热、肿胀、灼热、疼痛者，治宜清热解毒、消肿溃坚，方用仙方活命饮（白芷、贝母、防风、赤芍、当归尾、甘草、皂角刺、穿山甲、天花粉、乳香、没药、金银花、陈皮）；若脓肿穿溃，流出黄白色稠脓，伴有发热、恶寒、头痛、周身不适者，用透脓散；若伤后疼痛日益剧烈，体温较高，口渴、大汗、烦躁，苔黄，脉洪大者，为阳盛实热证，治宜清热泻火解毒，用黄连解毒汤或五味消毒饮加味；若为大便秘结的实热证，可用桃核承气汤通腑泻热；若身热滞留，一身重痛，口渴不欲饮，胸脘满闷，呕恶便溏，苔黄腻，脉滑数或濡数，治宜清泻湿毒，方用龙胆泻肝汤；若热入营血，出现高热，神昏谵语，夜间尤甚，烦躁不安，舌质红绛或紫暗，脉细数或滑数者，治宜清热凉血，可用犀角地黄汤，或用安宫牛黄丸清热开窍。

3.血虚热　损伤后出现头晕目眩，肢体麻木，喜热畏寒，日晡发热，倦怠喜卧，面色无华，脉虚细等证，治宜补气养血，方用八珍汤或当归补血汤；若血虚阳浮，精髓亏耗而发热者，治宜滋阴潜阳，方用知柏地黄丸或大补阴丸（熟地、龟板、黄柏、知母）。

思考题

1.损伤发热的病因病机是什么？

2.损伤发热主要有哪几种类型？

（张建华　王　正）

第四节　损伤眩晕

眩是指目视昏花，晕是指头觉旋动，以头颈部损伤后最为常见。患者自觉如做车船，摇晃不定，轻者闭目减轻，或发作一时渐渐中止；重者则伴有恶心、呕吐、汗出，甚则猝然晕倒等症状。

一、病因病机认识

新安医家认为，损伤眩晕多由气虚、血虚或瘀血阻闭清窍所致。

如《医宗金鉴·正骨心法要旨》云："有因亡血过多，以致眩晕者"，有损伤后服用克伐之剂过多导致眩晕，"伤损之证，头目眩晕，有因服克伐之剂太过，中气受伤，以致眩晕者。"有损伤后瘀阻清窍出现眩晕，如后山骨损伤，"凡有伤损，其人头晕目眩，耳鸣有声，项强咽直，饮食难进，坐卧不安，四肢无力。"此外，损伤眩晕与风、痰等均有关联。

二、病证诊断鉴别

新安医家认为损伤眩晕可因中气不足、下陷气虚引起的眩晕多因"服克伐之剂太过，中气受伤，以致眩晕者"；而血虚引起的眩晕多因"有因亡血过多，以致眩晕者"；而颅脑损伤引起的眩晕多为瘀血阻闭清窍，而出现"其人头晕目眩，耳鸣有声，项强咽直，饮食难进，坐卧不安，四肢无力"等症，临床应加以辨别。

三、治疗原则发挥

《医宗金鉴·正骨心法要旨》针对因中气不足、下陷气虚引起的眩晕，采用"如兼腹胀呕吐，宜用六君子汤"健脾益气。

对因血虚引起的眩晕"兼发热作渴，不思饮食者，宜十全大补汤"补益气血。

对瘀血阻闭清窍引起的眩晕，采用活血化瘀、通络止痛，如"内服正骨紫金丹，外敷乌龙膏，并用海桐皮汤熏洗以散瘀去麻木止疼痛。"

四、临床证治经验举例

目前临床上对眩晕病机的认识，或因气虚、血虚，或因风、因痰、因瘀所致。

1.**气虚下陷**　伤后出现头目晕眩，伴心悸、怔仲、心慌、气短，舌淡苔白，脉弦细。治宜补中益气，方用补中益气汤。

2.**血虚眩晕**　伤后眩晕，伴面色少华、肌肤不泽、心悸神疲，舌淡苔白，脉沉细。治宜补气养血，方用八珍汤或当归补血汤。

3.**肝阳上亢**　多见头部损伤后出现眩晕，每因烦躁、愤怒而加剧，性情急躁，少寐多梦，泛泛欲吐，纳差，口苦，舌红苔黄，脉弦数。治宜平肝潜阳，活血祛瘀，方用天麻钩藤饮（天麻、钩藤、生决明、山栀、黄芩、川牛膝、杜仲、益母草、桑寄生、夜交藤、朱茯神）加减。

4.**瘀阻清窍**　多见于头部损伤之早期，症见头目眩晕，伴有头痛、恶心呕吐、目睛青紫，舌质绛红，脉弦涩。治宜通窍活血逐瘀，方用通窍活血汤加减。

5.肾精不足 多见损伤后期，症见眩晕、耳鸣、健忘、精神萎顿、腰膝酸软，舌红苔薄，脉细数。治宜补肾填精，方用左归丸加减。

6.痰饮内盛 损伤后症见头眩、心悸，伴呕吐清水痰涎、舌淡苔白腻，脉弦滑。治宜利湿化痰、行气活血，方用温胆汤（半夏、竹茹、枳实、陈皮、茯苓、甘草）加减。

思考题

1.损伤眩晕的病因病机是什么？

2.损伤眩晕分哪几种类型？如何辨治？

（张建华　王　正）

第五节　损伤秘结

损伤秘结是指损伤后排便时间延长或有便意而排便困难者。

一、病因病机认识

新安医家认为，损伤秘结总因血虚、燥热、气虚、瘀血所致。《医宗金鉴·正骨心法要旨》指出，损伤秘结有"因大肠血虚火炽者"，有"肾虚火燥者"，有"肠胃气虚"者，有瘀血蓄积者。这些都可造成大肠传导功能失常，粪便在肠内停留时间过长，水分被吸收，从而粪便过于干燥，难以排出。

二、病证诊断鉴别

"伤损之证，大便秘结，若因大肠血虚火炽者"，常伴有头晕目眩、心悸气短等血虚证候；"若肾虚火燥者"，可有盗汗、手足心热等肾阴虚证候；"若肠胃气虚"，常伴有精神倦怠，汗出气短等气虚证候；若为瘀血蓄积，常伴有腹满腹胀、腹中坚实、疼痛拒按等瘀血证候。

三、治疗原则发挥

《医宗金鉴·正骨心法要旨》对血虚便秘，"用四物汤送润肠丸（大黄、当归尾、羌活各五钱、桃仁、麻仁），或以猪胆汁导之"，以养血润肠通便；对肾阴虚便秘，"用六味地黄丸"滋阴润肠通便；对肠胃气虚便秘，"用补中益气汤"补中益气润肠；对瘀血蓄积便秘，"用玉烛散（生地黄、当归、川芎、赤芍药、酒大黄、芒硝、引用生姜）"攻下逐瘀。

四、临床证治经验举例

1.血虚肠燥 多因损伤后失血过多，血虚阴亏，不能滋润大肠而致便秘，常表现头晕目眩，心悸气短，面色苍白，唇淡苔薄，脉沉细弱。治宜润肠通便，方用五仁丸（桃仁、杏仁、柏子仁、松子仁、郁李仁、陈皮）。

2.瘀血蓄积　对于瘀血积于腹中，血瘀气滞，肠道运化失常引起的便秘，多见于胸、腹、脊柱及骨盆等损伤，常见伤后腹满腹胀，腹中坚实，疼痛拒按，按之痛甚，舌质红、紫，苔黄厚而腻，脉弦数。治宜攻下逐瘀，方用桃核承气汤。

3.气虚便秘　对损伤后期，气血大衰，脾胃运化无权，久无便意，形成便秘，属气虚便秘，表现食欲不佳，胃纳甚少，精神倦怠，多卧少动，甚至汗出气短，舌淡苔白，脉细弱。治宜益气润肠，方用补中益气汤加桃仁、麻仁、郁李仁。

4.热甚津伤　伤后反复发热，出汗，津液干枯而成便秘，常有发热，自汗盗汗，口渴唇燥，舌苔黄燥，脉洪或滑数。治宜滋阴清热润肠，方用增液承气汤（玄参、麦冬、生地、大黄、芒硝）。

思考题

　　1.损伤秘结的病因病机是什么？

　　2.损伤秘结的分型有哪几种？如何辨治？

（张建华　王　正）

第四篇　思政篇

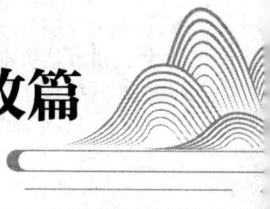

《新安医学外科精选》思政一

所授课程	新安医学外科精选		
课程章节	新安医学外科学的历史沿革及主要思想	授课学时	2学时
授课专业	新安医学特色教改试点班		

一、导言

引起学习动机，导入主题

引起学习动机：中医外科发展源流中，新安医家在中医外科学上，名医辈出，经验独特。

导入主题：新安医学医家对外科疾病治疗的主要思想，对疾病病因病机的认识，对外科疾病治疗的认识。

二、课程思政融入方式

★知识目标：

1.掌握新安医家对外科疾病的主要认识及疾病诊断和治疗。

2.熟悉各个医家的具体贡献。

★技能目标：

1.了解新安医学外科的发展历程，各个医家在外科上的成就，提高学习中医外科的兴趣。

2.通过"问题-启发式"及"案例式教学（case-based learning，CBL）"等教学方法，选汪机在治疗破伤风上首先创制玉真散治疗破伤风进行讨论分析，养成良好的中医临床思维方法，学会理论联系实际，提高分析问题、解决问题的能力。

★思政目标：

培养悲悯为怀、精益求精的大医情怀，锻炼团结合作的团队意识。

三、学情分析与教学展开

★学情分析：

1.认知特点：对新安医学外科精选的教学内容与教学模式基本熟悉，对中医外科疾病的认识仅停留在理论水平，理论联系实际的能力有待加强，临证辨治能力薄弱。

2.知识基础：教学对象是本科生（新安医学教学改革试点班），有一定的中医基础理论知识，对中医外科常见病的病因病机仍欠缺系统而整体的辨识知识。

3.学习风格：习惯于"填鸭式教学"，被动接受知识，学习积极主动性有待加强；注重理论学习，但临床能力的培养与训练明显不足。

4.情感态度：

（1）通过历代医家的成长成就的讲解，激发学生学习中医的兴趣，坚定学习中医的信念，树立中医药治疗疾病的信心。

（2）通过小组讨论，增强竞争意识，养成严谨、勤学、善思的治学态度，体验学习带来的乐趣和成就感。

5.信息技术技能：能够利用图书馆资源进行简单的文献检索。

续表

★教学展开： 1.讲授法：即教师通过口头语言向学生传授知识的方法。 2.问答法：教师按一定的教学要求向学生提出问题，要求学生回答，并通过问答的形式来引导学生获取或巩固知识的方法，特别有助于激发学生的思维，调动学习的积极性，培养他们独立思考和语言表述的能力。 3.TBL教学法：学生必须自主地运用所学知识进行讨论完成任务，因此在此一教学法之下，学生成为主动的学习参与者，且有机会思考其所学中医知识等，将之吸收并加以运用，而非被动地等着教师给予。 4.CBL教学法：选取典型医家给学生进行讨论分析，加深理论与临床的联系。
四、教学总结

整堂课，应用了举例、图片、文本等多种教学多媒体资源，利用提问、讨论、案例、复习知识点等多种教学方法将整堂课的知识点串联起来，使学生进一步体会到中医要与现实生活的联系，鼓励学生学以致用，让同学们在思考讨论的环境中进行学习、拓展知识，建议学生学习现代医学研究，使学生完成任务的同时也培养了探索能力、知识迁移能力及自学能力。
  学生在课堂中气氛活跃，思想积极，与同学进行互助活动，能够积极回答问题，敢于表现自我。老师充当帮助学生梳理问题、点拨疑难的辅助者角色，整个过程培养学生的分析能力、临床应用能力，提高学生各方面的综合能力，从而突破难点。
  课堂上赏识学生，让他们在课堂上更有成就感和自信心，这是健康人格培养的一种过程；临床案例的分析成功让学生觉得这堂课是有实际意义的，是学有所用的。

五、目标达成检测
学生对新安医学医家在外科学上的主要学术思想充分认识、掌握良好。

（于庆生　周富海）

《新安医学外科精选》思政二

所授课程	新安医学外科精选		
课程章节	疮疡	授课学时	6学时
授课专业	新安医学特色教改试点班		

一、导言

　　疮疡类疾病是中医外科学的重要学习内容，尤其是阳症疮疡类疾病，不仅是对总论所讲述的中医外科疾病火毒致病为病因，侧重局部辨证及分期辨证，以及在治疗中根据疮疡发展阶段的不同，内治以消托补为主、外治以消腐收为主的治疗原则的进一步实践，也是临床上较常见的外科感染性疾病，且采用中医治疗，临床疗效确切的一大类疾病，因此是中医外科疾病各论中的重中之重。

　　新安医学医家自明清时期后对疮疡的病因病机、诊断和治疗认识有自己独特的经验，对中医外科学在疮疡病的发展上起到重要的影响，本教学设计着重分析各阳症疮疡的特性，帮助学生理解和记忆，并配合大量图片，结合解剖结构等，帮助学生抓住各疾病的诊断要点，加强巩固重点内容，并通过病案分析，让学生触类旁通，能从基本原则、结合发病病位以及各部位的生理功能等角度出发，分析并解决问题。

　　本章节主要授课内容有以下三部分：疖、疔、痈的典型特点（主要诊断依据）即鉴别诊断依据。

二、课程思政融入方式

★知识目标：
1. 能有条理地讲述疖、疔、痈的典型特点。
2. 能对阳症疮疡进行分期外治分析。
★技能目标：
1. 能对疖、疔、痈做出准确的诊断和鉴别诊断。
2. 能根据不同的阳症疮疡、不同分期做出准确的外治方法选择。
★思政目标：
1. 通过对外治操作方法的选择，提高外治的无创观、微创观。
2. 结合患者临床实际选用合理的外治方法，培养批判性思维，提高以患者为中心的理念，同时培养爱伤意识和节约意识。

三、学情分析与教学展开

★学情分析：
1. 有利学情：授课对象新安医学教学改革试点班学生，有较好的中医基础，并已进入临床见习，对临床实际病例有比较浓厚的兴趣。
2. 不利学情：知识的积累停留在点上，缺乏对知识的迁移和应用，理论与临床实际相结合的能力相对薄弱，自主思考能力相对较弱。知识获取面相对窄，不能和临床相结合：知识的获取停留在教材，但临床实际情况则错综复杂，很难根据临床实际，灵活运用所学，对专科知识的进展了解甚少。
★教学方法：采用线上线下混合式教学。
1. 线下：通过图片对比讲解，引导学生自己发现问题。
2. 线上：通过阳症疮疡总论的视频学习，进一步加深对疾病的认识，把握总体原则和方向，授之与渔。
3. 线上见面课：重点讲述诊断要点，重点问题重点提出。
4. 线上线下混合式讨论：提供学生自主思考，线上随时回答学生疑问。
5. 案例式：通过举例，让学生学以致用、触类旁通，真正做到从共性把握特点，提高学生自主分析问题的能力。
6. 引导式：在授课过程中，通过不同层次的问题层层递进引导，启发学生思考。
7. 互动式：鼓励学生参与，通过同一问题不同角度的理解，激发学生学习潜能。

续表

四、教学总结
"教是为了不教"，如何培养学生的自主学习能力，是课程教学需要重点解决的问题，在授课过程中，实现学生的主体地位，让学生自主、独立地分析、探索、质疑、创新，教师从授课者转变为学习的管理者和辅导者。本次可采用线上线下混合式教学，通过图片对比，结合发病部位的解剖特点及生理功能，逐渐引导学生自己去发现问题，同时通过乳腺疾病的病例讨论，让学生触痛旁通，学以致用，提高学生的学习兴趣，同时能让学生实现真正的临床实践，做到授人以渔。   授课当进一步扩宽学生的知识面，授课顺序和内容不拘泥于教材，将疮疡整章节的内容柔和在一起学习，通过线上学习、线下讨论等形式，进一步加深重点内容的学习，从不同角度加深各阳症疮疡疾病的诊断和鉴别诊断，有助于对中医外科疾病的发病、治疗的认识和学习。
五、目标达成检测
反馈课程包含线上、线下多重教学平台，形成师生无障碍交流通道，便于教师教学的不断改进。
六、教学反思
教师反思：新安医学众多医家在中医疮疡病的病因病机，诊断和治疗上不断探索、创新，最终造就了中医外科学的成熟和繁荣，希望通过相关医案的讲述，潜移默化地让学生重视前人的经验，不忘本，不断探索、创新、发展，成为中医药文化合格的传承人。

（于庆生 周富海）

参考文献

［1］吴谦.医宗金鉴.外科心法要诀［M］.北京：中国中医药出版社，1995.

［2］汪机.外科理例［M］.上海：上海人民出版社，2005.

［3］汪机.新安医籍丛刊.石山医案［M］.合肥：安徽科学技术出版社，1995.

［4］程国彭.医学心悟［M］.北京：人民卫生出版社，1981.

［5］程让先.外科秘授著要［M］.（抄本.上海中医药大学图书馆藏）.

［6］朱本中.急救须知［M］.清康熙十五年丙辰（1676）贻善堂刻本（北京中医药大学图书馆藏）.

［7］程从周.程原仲医案［M］.明天启五年乙丑（1625）方道大刻本（上海中医药大学图书馆藏）.

［8］江兰.集古良方［M］.清鲍顺堂刻本（上海中医药大学图书馆藏）.

［9］胡正心.订补简易备验方［M］.明崇祯十四年辛巳（1641）石竹斋刻袖珍本（中国中医科学院图书馆藏）.

［10］汪机.医读［M］.清康熙八年巳酉（1669）程应牦序刻本（上海中医药大学图书馆藏）.

［11］鲍集成.疮疡经验［M］.（抄本.安徽省图书馆藏）.

［12］胡其重.简便验方［M］.清康熙三十四年乙亥（1695）李忱素刻本（中国中医科学院图书馆藏）.

［13］吴谦.医宗金鉴.正骨心法要旨［M］.北京：中国中医药出版社，1995.

［14］江昱.跌打秘方［M］.（抄本.中国中医科学院图书馆藏）.

［15］江考卿.江氏伤科方书［M］.上海：上海科学技术出版社，1959.